新医学宣言

医・食・住で「いのち」が決まる！

いのちのガイドブック

FUNASE SHUNSUKE

船瀬俊介

〜新しい21世紀の医療へ〜

KIRASIENNE

イントロダクション

『新医学宣言』――今、生命《いのち》を活かす未来医療を！

「集え！　新しい21世紀医療の『賢人会議』へ……
悲しき〝欠陥〟医療から、新しき〝活人〟医療の道へ――」（故・奇俊成：韓国『自然健康教室』主宰）

現代医療の惨劇は放置できない

あらゆる人類にとって悲劇

「病院を治せず、悪化させ、死なせる」

現代医療の絶望です。医学そのものが音を立てて大崩壊しようとしています。

これは、現代、あらゆる人類にとって悲劇です。惨劇です。わたしたちは、この胸の痛む状況を放置するわけには、いきません。看過するわけには、いかない。

「『新医学宣言』が、絶対に必要です！」

わたしに熱く語りかけてこられた方がいます。奇埈成先生。韓国では知る人ぞ知る自然療法の権威です。何万人という方を食事療法などで癒された、韓国の至宝といってよい方です。一九二六年、生まれ。戦時中は思想犯として時の権力から弾圧を受け、合計一一年に及ぶ牢獄生活を送っています。獄中の気づきで「憎悪ではなく愛情に生きる」ことを決意。「プハン」（吸玉治療器）の普及に半生を捧げられました。さらには韓国の正食運動の第一人者です。

奇先生と最初に御会いしたのは、安保徹博士（当時、新潟大医学部教授）と私の鼎談《ていだん》がきっかけでした。越後湯沢の雪の宿で御会いした先生は、いつも目許に静かな笑みを湛えた慈愛の方でした。鼎談は『ガンは治る。ガンは治せる』（花伝社）で刊行。その後、親交が深まり、先生の著書『天皇は朝鮮から来た』（ヒカルランド）の協力で何度も御会いしました。その都度、熱烈に『新医学宣言』を、ぜひ打ち立てましょう」と訴えられたのです。

だから、この『宣言』の最初の発議者は奇埈成先生です。

奇先生の熱意に、私も深く共感しました。安保先生、さらには森下敬一博士（国際自然医学会、会長）にも賛同いただき、私が最初の文案を起草することになりました。

写真：奇埈成先生

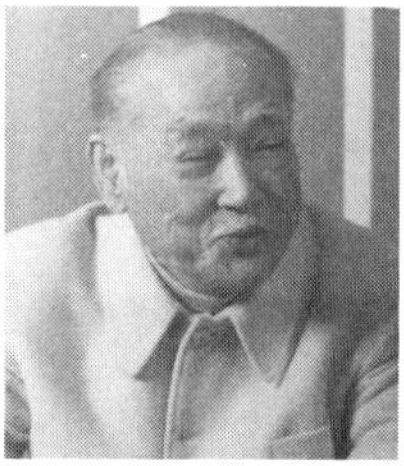

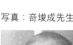

奇埈成の遺志を引き継ぐ

それは、「(1) 趣旨文」、(2)「現代医学批判」二〇項目、(3)「新医学」提言一〇項目の三部からなります。森下博士、安保博士、奇先生の三名に監修をいただき、『新医学宣言』が完成しました。

こうして、安保博士を代表として、安保、奇、船瀬の三者で、「呼びかけ人」として広く世に問うこととしたのです。

その後、奇先生、安保博士、船瀬の鼎談本『新ガン革命』(ヒカルランド)に全文掲載し、賛同者を広く募ったのです。その訴えはさざ波のように、全国に広がり、賛同者の輪も広がっていきました。

しかし、その間に、高齢であった奇先生は、衰弱が進まれ、遂に2011年11月11日、帰らぬ人となられました。直前、ソウル郊外の先生を御訪ねしたときも、「『新医学宣言』を、くれぐれもよろしく、広めてください」と絞りだすような御声でおっしゃったのです。その声と御顔が、今も目に浮かびます。

奇先生の遺志を活かすためにも、そして、全人類を医療の罠と闇から、救うためにも、『新医学宣言』を広める決意を、新たにしました。

今、千島・森下学説の復活を！

実は、『新医学宣言』の試みは。今回が初めてではありません。
最初の試みと提案は、五〇年以上も昔にさかのぼります。

まず、千島喜久男博士が千島学説として発表し、さらに、森下敬一博士が徹底検証と実証を重ねて、新しい医学と医療の確立を世に訴えられたのです。

それは（1）「腸管造血」説、（2）「細胞可逆」説、（3）「細胞新生」説の三本の柱からなります。これら学説は千島・森下学説として学界に一大衝撃を与えました。それは旧来の生物学、医学を根底から覆《くつがえ》すものだったからです。

しかし、学界は、これらの説を完全に黙殺し、その提案を社会的に葬り去ったのです。その後、森下博士は、独自に研究を進め、（4）「経絡造血」を確認しています。

ＳＴＡＰ細胞騒動でも分かるように、現代医学は完全に隘路《あいろ》、迷路にはまりこんでいます。一方で、現代医学は、いかなる疾病も治せず、自壊を始めています。

今回の『新医学宣言』の根底にあるのは、半世紀以上前に、闇に封印された千島・森下学説の理論です。さらに、その復活を願って、広く世に訴えるものです。

近代のウソ、その終わりが始まった――

三枚の羊の仮面と狼の貌《かお》

今、近代という時代が終焉《しゅうえん》しようとしています。

近代とは一九世紀前半から現代にいたる約二〇〇年の期間を指します。

その近代の崩壊とは、どういうことでしょう。

近代主義（モダニズム）は、中世の後に登場してきました。絶対王政とキリスト教会――封建的な王権と教権による支配からの解放。そこに、掲げられた思想が「自由」「平等」「博愛」だったのです。そのスローガンは、フランス革命の人権宣言となり、さらに、アメリカ独立宣言にも採用されました。その思想に、人々は心酔し、共感したのです。

しかし、これらは三つの羊の仮面でした。三枚を剥がすと、その下から現れたのは凶暴な狼の貌だったのです。狼とは帝国主義（インペリアリズム）のことです。

つまり、近代主義の正体は帝国主義だった。帝国主義とは、列強国家による詐欺、殺戮《さつりく》、強盗です。それは、あまりに残忍すぎるので、〝かれら〟は三枚の羊の仮面で、ごまかした。お人好しの文化人、思想家、歴史家などは、その詐術にまんまと引っ掛かったのです。そして、あらゆる学問は侵略の道具とされました。

そして、一九世紀、二〇世紀は、まさに戦争の世紀でした。それも、当然です。近代主義の正体は、帝国主義そのもの。それはアジア、アフリカの弱小国を襲い、騙し、殺戮し、略奪する侵略行為だったからです。さらには、植民地や領土の奪い合いで列強同士も熾烈な争いを繰り広げました。狼は、羊の仮面をかなぐり捨てて、牙を剝いて、虐殺と収奪のかぎりを尽くしたのです。

その帝国主義の拡大と欺罔《ぎもう》の道具として、使われたのが、各種の学問でした。

本書で取り上げた「医学」も「栄養学」も「建築学」すらも、帝国主義の侵略の武器として、使われたのです。

だから、「医学」が、そもそも人の命を救えないのも当然です。それは民衆から収奪する道具にすぎなかったのですから。「栄養学」も同じ。市場に群がる〝家畜〟たちを洗脳して〝餌付け〟するマインド・コントロールでしかなかった。「建築学」ですら、世界各地の伝統的建築技術を破壊し、抹殺して、新たな利権（コンクリート、鉄、ガラス）などで支配するための道具として使われたのです。

巧みな〝洗脳術〟の崩壊

だから「医学」「栄養学」「建築学」が、被制服国家や民族の伝統知識や技術を一切、教えず抹殺したのも当然です。これらは、表向きは〝学問〟の外見を装っていますが、その内実は、巧みな〝洗脳術〟でしかなかったです。

しかし、本書で指摘、告発するとおり、いまや、これら「医学」「栄養学」「建築学」の虚妄は、一挙に噴出しています。その内実は、帝国主義の〝洗脳〟装置であったことは、もはや、明らかです。どこを、覆《おお》っても、隠しても、虚偽、欺瞞《ぎまん》が噴出してきます。

こうして、近代医学、近代栄養学さらには近代建築は、その帝国主義の奴隷として正体を露《あらわ》にし、崩壊していくのです。

「火の文明」から「緑の文明」へ——

化石エネルギーから自然エネルギーの文明へ

「共生」「直感」「生存」の「緑の文明」へ

新たな文明の創造への、旅立ちです。

私は、「火の文明」から「緑の文明」へ――と訴え続けてきました。

「火の文明」とは、石炭、石油、ウランなど化石燃料で栄えてきた文明です。そう、それこそ近代文明そのものです。それは、「自由」「平等」「博愛」というペテンのスローガンで登場したことを、忘れてはなりません。

〃かれら〃が主導し、支配した「火の文明」とは、別名「闘争の文明」でした。わかりやすく言えば「戦争の世紀」です。それは弱肉強食、優勝劣敗の文明だったのです。競争にはルールがあります。しかし、闘争にはルールはありません。

私は現代の資本主義を、「恐竜資本主義」（ダイナソー・キャピタリズム）と呼んでいます。それは、ティラノザウルスのような残忍な肉食恐竜が跋扈《ばっこ》する世界です。

私の提案する「緑の文明」は、再生可能な自然エネルギーで栄える文明です。

それは「闘争」ではなく「共生」で繁栄する文明です。

「火の文明」を支配したのは「知識」でした。しかし「緑の文明」の根底にあるのは「直感」です。「知識」は簡単に操作されます。しかし、「直感」は簡単に操作されません。それは、大宇宙の深遠なる叡智《えいち》から発するからです。

「火の文明」をこのまま続行させれば、人類は確実に絶滅します。

地球を支配する勢力は、それを望んでいるのです。地球人口の六〇億人を抹殺する。

〃かれら〃は、それを本気で考えています。

ほとんどの人類を絶滅させて、生き残った五〜一〇億人は、強制従属者として、超一握りの〝神の座〟に君臨する支配者たちにかしづかせる。それが、〝かれら〟が望む未来社会です。つまり、〝かれら〟の理想郷モデルは、古代強制従属者社会そのものです。

あなたは、そんな恐ろしい未来に、子どもや孫たちを委ねたいとは思わないはずです。「緑の文明」は、それと真逆です。共生し、共栄する。それぞれが、もって生まれた才能の花を咲かせる。生を謳歌する。それは、自然界に様々な花々が百花繚乱として咲き誇る様と同じです。

しかし……。その、輝く創生の世紀も、手をこまねいていてはやって来ません。

まず、「緑の文明」へ至る道を、具体的にイメージすることです。

「イメージこそ、心の設計図」なのです。想像は創造に通じます。

ありありとしたイメージこそ、ありありとした未来創造につながるのです。

「緑の文明」に至る道筋には、「緑の方法論」が必要です。

そして、具体的には「緑の技術」（GT：グリーン・テクノロジー）が不可欠となります。

「緑の技術」（GT）を駆使、展開するためには「緑の経済」（GB：グリーン・ビジネス）が絶対に必要です。そこで新しく雇用を確保するのが「緑の仕事」（GJ：グリーン・ジョブ）です。

「新医学宣言」の医療分野でいえば「緑の医療」（GM：グリーン・メディカル）です。

このように「緑の文明」は「緑＝生命」が、共通シンボル（象徴）となります。

では――、具体的にイメージしていきましょう。

■グリーン・メディカル（緑の医療）

●ナチュロパシー（自然療法）：ファスティング（断食・少食療法）、食事療法（マクロビオテック、ベジタリアニズム、ローフード）、デトックス（排毒）療法、薬草療法。
●オステオパシー（整体療法）：鍼・灸・指圧、マッサージ）、瀉血療法、カイロプラクティック、けんびき療法、電気療法（エレクトロメディスン）、ヨガ行法……。
●サイコパシー（心理療法）：暗示療法、瞑想（メディテーション）、座禅、音響療法、波動療法、音楽・舞踏・絵画など芸術療法、笑いの療法。
●ホメオパシー（同種療法）：レメディ療法、漢方療法など。

■グリーン・テクノロジー（GT）

この詳細は、すでに、私は著作で著しています。『THE GREEN TECHNOLOGY』（彩流社）です。オール・カラーグラビアで価格四七〇〇円（税別）。私の著作では、最も高価な本です。これは、一家に一冊ならぬ一社に一冊、揃えておいていただきたい。あらゆる分野のほとんどのGTを網羅しています。その項目は三〇〇を超えるでしょう。グリーン・テクノロジー（GT）も、さらに細かく区分されます。

■グリーン・エネルギー（GE）

風力、波力、地熱、潮流、海水温度差などの発電、さらに太陽エネルギー（光、熱）などなど。たとえば、浮体式・洋上風力発電プラントは一〇〇万kWでも建設費は、原発の四分の一。それで、一〇〇年以上も使えて、燃料代はタダ。〃死の灰〃のような有害廃棄物はゼロ。幼稚園の子どもでもこちらがお徳とわかります（しかし、大の大人がわからない。その知的レベルは赤ん坊以下です）。さらに「日本は地熱だけでも全エネルギーはまかなえる」（レスター・ブラウン博士）、それほど、日本列島は自然エネルギー大国なのです。その事実に、まず覚醒すべきです。また「省エネ」こそ、最大の「創エネ」です。「省エネ」技術は、これから大きなビジネスモデルになるでしょう。

●グリーン・トラフィック（緑の交通）：電気自動車（EV）〈参照〉『近未来車EV戦略』『地球にやさしく生きる方法』（三一書房）『疾れ！電気自動車』（築地書館）

エアロトレイン（時速五〇〇キロ、建設費は新幹線と同じ、輸送エネルギーは四分の一。世界に輸出すれば景気は一発で回復します。）

●グリーン・ハウジング（GH）：屋上緑化、壁面緑化（これらは一石十五鳥！・）〈参照〉『屋上緑化』、『屋上緑化完全ガイド』（築地書館）『漆喰復活』（彩流社）『木造革命』『コンクリート住宅は9年早死にする』（リヨン社）

二〇〇年住宅は可能だ。〈参照〉『なぜ、日本の家は25年しかもたないのか』（彩流社）

低温木材乾燥プナント「愛工房」〈参照〉『奇跡の杉』（三五館）

日本の草で家を作る。〈参照〉『よみがえれイグサ』（築地書館）

●グリーン・マテリアル（GM）：日本で生産可能な資源、それは「木材」「漆喰」「石灰」「い草」「竹」「土（陶土、壁土）」「植物繊維」（和紙）、「麻」、「木炭」、……など。

●グリーン・クラフト（伝統工芸）：陶磁器、手工芸品（樺細工、木工）、織物、家具など。

●グリーン・ネット（超高率ネットソフトの開発）：GTなどを普及させるためのネット・ビジネス。

■グリーン・ビジネス（GB）

グリーン・テクノロジー（GE、GH、GM）などを普及・展開させるためのビジネスです。小回りの利く小人数チーム方式で展開したほうがビジネス効率がよいでしょう。「組織の思想」より「チームの思想」のほうが、経営効率は格段に上がります。〈参照〉『日本病』、『サバイバル読本』（ビジネス社）

具体的には「地方」「世界」「文化」を結ぶ発想がポイントです。つまり、日本で優れたものを世界に提案、供給する。たとえば「木造建築」「和風住宅」「陶磁器文化」「和食文化」「和のファッション」などなど。ポイントは最小負荷で、最大利益を上げることです。能率と効率を忘れてはなりません。

■グリーン・シティ（緑の都市）

これは、海岸都市から森林都市へ――という、前提があります。〈参照〉『巨大地震だ、津波だ、逃げろ！』（ヒカルランド）

南海トラフによる巨大地震・津波の最大死者は三五〇万人です。（立命館大、予測）五メートル以上の津波が襲来する太平洋ベルト地域に、なんと二二〇〇万人も居住しているのです。だから、地震・津波疎開が不可避です。つまり海岸から内陸に、新しい国土創世が求められているのです。それは、経済的には膨大な内需を生み出します。

●森林都市：日本は世界トップスリーの森林大国です。木造ビルは山形県シェルターが世界トップレベル。震度七に頑健に絶えるＫＥＳ工法で、十四階建てを可能にしています。屋上緑化（屋上菜園、果樹園、花壇、庭園、芝生）と、自然と融合した建築が、緑の都市を生み出すのです。その他、製材工場、木材関連の加工場。

●学園都市：大学、各種学校、国際会議場、各種施設、建築大学、学生寮など。

●観光都市：温泉施設、自然公園、遊歩道、トレッキング、登山、展望施設、名所旧跡、レジャー施設。

●療養都市：保養施設、瞑想施設、ヨガ道場、東洋医学病院、トレーニング・ジム、ファスティング（断食）サロン、温泉療法、医学研究所、療養施設、低温サウナ、作業農園、リハビリ施設、薬草園など。

●芸術都市：各種美術館、各種芸術大学、学生寮、音楽ホール、伝統芸能施設、映画館、映画祭会場、博物館など。

●農業都市：薬草栽培、ハーブ園、高原野菜、農業製品加工場、ワイン、清酒工場など。

■グリーン・ファーム（緑の工場）

自然エネルギー機器、精密機器工場、木造家具、伝統工芸、バイオマス工場など。「緑の文明」に必要な、技術、機械、素材を生産する。

■グリーン・リトリート（緑の保養地）

リトリートとは「保養」「休息」などの意味があります。

●保養施設：タイのパタヤビーチには有名な「ラサヤナ・リトリート」があります。世界中の著名なアスリート、芸能人などが束の間の休息に訪れ、リフレッシュしていきます。高級ホテル宿泊付きで二泊三日、六万円ほどです。「瞑想」「リフレソロジー」（足マッサージ）、「タイ式全身マッサージ」「腸内洗浄」、「ヨガ」「気功」「低温サウナ」と盛り沢山。むろん食事は、完全な「生野菜食」（ローフード）です。私は実にリフレッシュできました。このようなビジネス・モデルは、近代医学・大崩壊の未来では、大いに盛況となるでしょう。日本では、これに「温泉療法」「ファスティング」など加えれば完璧です。

●週末ハウス：旧ソ連では、ダーチャ（農園別荘）が盛んでした。週末は自然の中で農作業などを楽しむのです。ドイツでも「クライン・ガルテン」（市民農園）が有名です。やはり、農園別荘で、家庭菜園を休日に楽しむのです。また都会生活と農村生活を分けて楽しむウィークエンド・ハウス「週末別荘」も、これから人気になるかもしれません。

●ウィークエンド・ホテル：週末の休日を都市近郊のミニホテルで過ごすライフスタイルは、都会生活をリフレッシュしてくれるでしょう。高価でなく、簡便に利用できるサービスが成功するでしょう。

●温泉湯治：これは昔からの日本人の知恵。温泉療法とレジャー、休息をかねたビジネスモデルとなりうるでしょう。このとき自炊などの設備があれば、長湯治も可能となります。

■グリーン・ビレッジ（緑の集落）

限界集落が、日本中に増えています。しかし、今こそチャンスかもしれません。壮大なお屋敷が、それこそ、ただ同然で手に入るのです。さらに、現在、全国で八二〇万戸もの空き家が放置されています。そのうちの半数は、居住不能の廃屋でしょう。しかし、残りの半分は、手入れをして、リフォームすれば、十分に居住に耐えるでしょう。そこで、肝要なのは塩化ビニール〝クロス〟などのような化学建材などは絶対使ってはいけない、ということです。それは、〝毒の館

〃にリフォームすることに他なりません。合板もできるだけ使わない。天然漆喰、い草和紙など、天然素材で、リフォームする。これが絶対条件です。〈参照〉『こうして直すシックハウス』（農文協）『新築の怖さ、教えます』（築地書館）『健康住宅革命』（花伝社）

正しい、真実の情報がなければ、真実のリフォームなど、まった不可能です。

さて――。

こうして地方で大きな館を手に入れたら、そこで、会社を経営し、社員一同、晴耕雨読で、農作業も行えば、食料は自給自足できます。さらに、ビジネスはネット環境が格段に向上しているので、日本のどこにいても、世界を相手にビジネスができるのです。ポイントは、化学製品（化学住宅、化学建材、合成洗剤、農薬など）を、コミュニティに持ち込まないことです。伝統の風景をできるだけ復活させる。するとそれらは観光資源として都会の人々を引きつけ、都市から人々が戻ってきます。……わたしの願いと希望です。

日本の若い人達には、未来に対する夢を抱いていただきたい。「緑の文明」を築く……なんと、心躍る夢でしょう。それは、「火の文明」が行き着く、生き地獄とまったく間逆な世界なのです。人々が生まれながらの天分を思う存分に花開かせ、健康で幸福に生きて、天寿をまっとうできる！　そんな未来を共に創って行きましょう！

『新医学宣言』概要

1. 概要：

「新医学宣言」は、1957年 医学博士 森下敬一先生が、「腸管造血」を讀賣新聞に発表したことを源流としています。このことはその後、マスコミによって完全に封印されましたが、医療問題の解決と伝統医療の復活を目的に、2009年 奇《キ》 埈成《ジョンソン》、安保 徹、船瀬俊介によって新たに活動を開始しました。

「新医学宣言」は、そのような流れを持つ、情報発信・相互リンク事業体の名称です。

2. 目的：

薬漬け対処療法から、新しい全人医療（統合療法）への変換。昔から伝わる、伝統医療の復活。「火の文明」から「緑の文明」へ、新しい技術（グリーンテクノロジー）の導入を目指し、共生の世界に導く。

3. 賛同対象：

現代医療に限界を感じ、改革の必要性を感じている医療従事者、患者、一般市民、医学団体、企業、専門家など。

4. 経緯：

2007年4月　奇《キ》 埈成《ジョンソン》、安保 徹、森下敬一の対談を船瀬俊介司会での出版企画「新医学宣言」が提案される。

2008年10月　旧 新医学宣言 事務局（健康新聞社）から、新医学宣言の呼びかけが始まる。

2009年3月　東京千代田区「主婦会館」にて、『新医学宣言』旗揚げ集会開催。

2011年8月　新医学宣言を記載した「新がん改革」が、奇《キ》 埈成《ジョンソン》・安保 徹・船瀬俊介共著で三五館から発刊される。

2012年11月　「新がん改革」新医学宣言の起草者である、奇《キ》 埈成《ジョンソン》先生が逝去。

2014年9月　さらなる発展を担い、新医学宣言 事務局を船瀬俊介氏が理事を務める、NPO法人日本予防医学連絡協議会から新たに立ち上げる。

2015年3月　東京豊島区「東京総合美容専門学校」にて、大シンポジウム大会開催

2015年4月　医学博士 森下敬一先生協力の元、「ファスティングネット」始動開始。

『新医学宣言』建白書

私たちは、人を脅かす医療でなく、人を活かす医療を求めます。
私たちは、「新医学宣言」として、次の10大医療を提案いたします。
患者も医療関係者も政府も、全ての人々が手をとりあい、
新しい医療の夜明けを目指すときです。

【新医学宣言 10大医療】

(1) 「自然治癒力」を最重視する(大自然の力を解明し活かす)
(2) 「食」「心」「からだ」から治す(伝統4流派の復活)
・ナチュロパシー(自然療法):食事療法が主流。さらに転地療法、温泉療法など自然な状態にすれば病気は回復します
・オステオパシー(整体療法):体の歪みから病気を治します。ヨガ、マッサージ、カイロプラクティクス、構造医学、鍼灸など
・サイコパシー(心理療法): 心の歪み、不安、ストレスなどをケアすることで病気を癒す
・ホメオパシー(同種療法): 自然治癒力(ホメオスタシス)を加速させ病気を根治させる
(3) 「自然療法」を最大利用する(食事、断食、運動、温泉、転地など)
(4) 「精神神経免疫学」の積極活用(心理療法の確立、応用)
(5) 「笑いの療法」の積極活用(驚嘆の効用を現場で活かす)
(6) 「氣の療法」理論の再評価(気功、鍼灸、指圧などを活用)
(7) 「整体療法」「運動療法」など(呼吸法、ヨガ体操、瞑想など)
(8) 「建築医学」など環境医学を!(環境と健康は不可分である)
(9) 広範な「代替療法」の検証(民間伝承は体験科学の蓄積)
(10)「新医学行政」確立を目指す(予防医学、成功報酬の重視)

新医学宣言　事務局

NPO法人 日本予防医学連絡協議会
北海道旭川市東光9条3丁目3番7号
理事　船瀬俊介

目次

第三章　食べまちがいは、生きまちがい

第五章　笑って元気に生きのびる！　サバイバル術

第七章　スイッチ・イン！　ファスティング

第一章

これは未来への新サバイバル宣言です

医も、食も、住まいも…ハッピー幻想

あなたも私も信じたくない

あなたは、信じられますか？
医療が、人を生かさず、陥れていることを。
あなたは、信じられますか？
食品が、命を育てず、弱らせていることを。
あなたは、信じられますか？
住まいが、安らぎでなく、不安を与えていることを……。
わたしも、かつては信じられませんでした。
まだ幼いころは、つぎのように素朴に思っていたのです。
お医者さんは、日夜、わたしたちの命を救うために、がんばってくれている。
食品会社は、日々、美味しいもの、身体にいいものを作ってくれている。
住宅業界は、年中、快適な安らぎのマイホームを建ててくれている。

しかし、それらは〝幻想〟だったのです……。

ＣＭにあふれる日本中の笑顔

あなたは、まだ信じられないでしょう。

まさか……と苦笑いで、首をふるだけでしょう。その気持ちもよく、わかります。

毎日のテレビＣＭを見ていれば、そう思うのもとうぜんです。

クスリのＣＭには、有名タレントやスポーツ選手が、はずむ笑顔で登場します。ニッコリ差し出す右手には、クスリの容器。

政府も、広報で、ソフトに語りかけます。

「ワクチンを打ちましょう！」「二十歳の愛の献血を！」「ガン検診を忘れずに！」

食品ＣＭも、見ているだけで美味しそう。カップめんを、おなじみの俳優さんが、じつにうまそうにすすります。マックの新発売ハンバーガー。スローモーションにハムとレタスが揺れます。

吉野屋の牛丼も肉汁のタレまでも、匂いそう。

住宅ＣＭも、夢と愛に満ちています。「おうちに帰れば、セキスーイ・ハウス……」。

もはや、メロディは頭にしみこんでしまいました。

なんと、わたしたちは、温かい笑顔と、健康と、安らぎの世界に生きていることでしょう！

ＣＭの世界は、眩《まぶ》しいほどの幸福に満たされています。人々の喜びの顔は、はちきれんばかりです。飛び回る犬やネコたちまでも、幸せにおもいっきりシッポを振っています。街行く人も笑顔、会社のサラリーマンも笑顔、田舎のお婆さん、お爺さんも笑顔……。なんとまあ、楽しい国、ニッポンでしょう。

わたしですら、思います。

この極楽のように、幸せな笑顔で満たされた日々が、現実であってほしい。お医者様は、今日も、日夜、人々の命を救い、製薬会社の新薬は、今日も、多くの人々を健康にしてくれている。テレビＣＭの食品は、栄養と美味で、家族全員を満足させている。セキスイやミサワの洒落た住宅は一〇〇年たっても、新築当時と変らずにしっかり建って、孫子の代まで「愛の住まい」で、あり続けてくれる。

それが、現実なら、日本は本当に素晴らしいクニです。

まずは、気づいて！　すべてはそこから

〝常識〟という名の入力ソフト

でも、現実はまったく逆だったのです。

幸せだと思っている人が、それはちがうと言われたら、だれもが不愉快になります。ときには怒るでしょう。いい加減なことを言うな。何の根拠があるんだ。もういい、聞きたくないッ！

その気持ちも、本当によくわかります。だれだって、そうだからです。

知らぬが仏――という言葉があります。仏教用語だそうです。

その意味は、何事も知らなければ、仏のように、心安らかに生きることができる、という意味です。わたしも、そう生きたいと心底思います。雑事雑念に煩《わずら》わされず、無心に生きたい。

明鏡止水――それは、いかなることがあっても、心を乱されない境地です。しかし、それは、まだまだ究極の理想でしょう。

私たちは、日々、〝常識〟にしたがって生きています。それは、パソコンでいえば、ソフトです。そのプログラムで日夜、あたりまえのように生きてるのです。では、この〝ソフト〟は、どうして、インストールされたのでしょう？

それは、情報の形で日々、知らないうちにインプットされています。その情報は、いったいどこから入力されているのでしょう？　「教育」と「マスコミ」です。

では――。この「教育」と「マスコミ」が、見えない〝巨大な力〟に支配されている、としたら……。わたしたちの脳に入力される〝ソフト〟も〝巨大な力〟によって、作製・操作されている、ことになります。

あなたは、また頭をふるでしょう。「そんな、〝闇の力〟なんて、存在するわけがないわ」

そう思うのもまた、とうぜんです。わたしも、かつてはそう思っていました。

いまだ、九九％の方は、そう思っているはずです。自分が、無意識で信じている〝常識〟が、見えない力によって操作されている……なんて、まず、考えもしないでしょう。

医療の「大量弑逆《しいぎゃく》」が行われている

人類二人に一人が病院で亡くなっている

ショッキングな話から始めましょう。

——人類の二人に一人が病院で亡くなっている——

耳を疑うとは、このことです。イスラエル全土で病院がストをしたら、死亡率が半減し、再開したら元にもどったのです。

「医療による大量虐殺……医者が組織的に大量の人間破壊を行っている」

告発するのはロバート・メンデルソン博士（米、小児科医）です。その著書『医者が患者をだますとき』（PHP文庫）は、必読です。

「現代〝医学教〟が、いかに猛威を振るっているかは、医者の団体がストライキに入ったときに、はっきりと現れる。医者が仕事をやめると世の中が平穏になるのだ」

一九七三年、イスラエル全土で病院ストが決行されました。診察する患者の数は、一日六万五〇〇〇人から、救急のみの七〇〇〇人と約一〇分の一に激減。

「ストは一か月間、続いたが、エルサレム埋葬協会によると、イスラエルでストの期間中、死亡率が半減した」（同医師）

イスラエルで、これほど死亡率が減少したのは、やはり二〇年前に医者がストをしたとき以来という。病院ストで死亡率が半減した。ということは、現代人の二人に一人は、病院で〝死亡している〟ことの証明です。医者にとっても、患者にとっても、ただ衝撃の一言でしょう。

「病院はストを続けるべきだ。永遠に……」

メンデルソン博士は、皮肉でなく、本気で主張しています。

同医師は、断言します。

「現代医療の神は〝死神〟である。病院は〝死の教会〟である」

つまり、現代医学は、もはや人を救う学問ではなく、命を奪う学問に堕落している、と告発しているのです。だから、その上に君臨する神は、慈愛の神ではなく、空ろな眼窪《がんか》の〝死神〟なのです。そして、病院とは名ばかり。そこは、死神が残虐な毒薬を盛り、患者を草刈り鎌で切り裂く〝死の教会〟と化しているのです。

九割医療が消え、人類は健康に

あなたは、耳をふさぎたくなったでしょう。

しかし、メンデルソン博士は「アメリカでもっとも良心的な医師」として、その亡き後も、いまだに尊敬を集めている方なのです。（写真　出典、前書より）

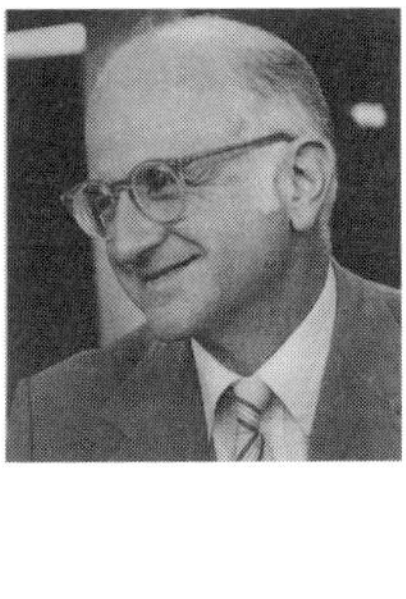

ロバート・メンデルソン博士

「アメリカでは『民衆のための医者』と呼ばれて親しまれた小児科医。シカゴ大学で医学博士号を取得。マイケル・リース病院院長、イリノイ州立大学医学部教授（小児科・予防医学・地域保健学）……などを歴任。「残念ながらすでに故人だが、本書は三〇万部を越えるベストセラーとなった」（同書、著者紹介より要約）

温厚、柔和な面影ながら、その言葉は痛切です。

博士は、現代医療で、評価できるのは緊急救命の医療のみという。

「医者が医療行為の九割をやめて、救急医療にだけ取り組めば、人々の健康状態はまちがいなく改善されるはずである」

その理由は――。

「現代医療の治療は効果がないことが多い。逆に、当の病気より治療の方がはるかに危険ということがよくある。本当は病気でない患者にも、医者は十分考えずに危険な治療を行う。だから危険性はさらに高まる。医者、病院、薬、医療機器という、現代医療を構成するこれらの九割がこの世から消えて無くなれば、現代人の体調はたちどころによくなる。それは、私の確信である」

九割の医療とは、慢性病に対する医療行為です。博士は、これらは有害無益と断じている。

つまり、現代医療で評価できるのは、残り一割の救命医療のみ――。

あなたは耳を疑うはずです。現代医学は、慢性病には無力だった、とは！

しかし、「民衆のための医師」と称えられた彼は、九割の医療が地上から消えれば、人類はより健康になり、さらに幸福に、長寿を満喫することができると言う。

医療行為の本質は「死の儀式」

「医者の労力のかなりの部分が、人を〝死なせる行為〟に費やされている。現代人はこの由々しき事実から目をそらしてはいけない」（メンデルソン博士）
さらに、断言する。
「どの医療行為も、その本質は『死の儀式』にほかならない」。
では、なぜ病院という名の〝死の教会〟で、どうして今日も「死の儀式」が行われているのでしょう？

「人々は科学的な正当性が欠落していることに気づかないよう〝情報操作〟されている」からです。そして、多くの人々は、現代医学を盲信しきっています。

「こんなことを礼賛している世の中は、宗教的狂乱に陥っている、としかいいようがない」（同）

以下――。

「死の儀式」の結果をあげてみましょう。

◎米国、死亡原因

一位は「医者」。年間約七八人が〝殺されている〟。（ゲーリー・ヌル博士）

◎〝ガン死者〟

八〇％は、実は抗ガン剤などガン治療で亡くなっていた。（岡山大付属病院）

◎ガン治療

受けた人の余命は平均三年。受けなかった人は一二年六か月生きる。（ワシントン大学、H・ジェームズ博士）

◎白血病

その正体はガンでない。死因のほとんどは解熱剤、抗ガン剤、骨髄移植による過失致死である。

◎抗ガン剤

ルーツは戦争中の毒ガス兵器、マスタードガス。四〇～五〇倍も発ガン死させる超猛毒。正体は〝増ガン剤〟であり、ガンを悪化させるのが本来の投与目的。

◎CT検査

日本人のガンの一割はCT検診のX線被ばくで発ガンしている。（近藤誠医師）

◎ワクチン

隠された正体は「人口削減のための生物兵器である」（WHO：世界保健機構　極秘文書）

◎輸血

猛毒！　患者は二倍死ぬ。ガン患者は四・六倍、再発する。血液製剤も有害無益。（船瀬・内海聡共著『血液の闇』三五館）

◎風邪薬

スティーブン・ジョンソン症候群（SJS）という猛烈副作用が潜む。パブロン一錠で急死した主婦もいる。

◎点滴殺人

老人は一日一・五リットル以上で肺水種などで確実に死亡する。老人病棟では日常的に、この行為が行われている。

◎抗うつ剤

自殺リスクが一〇倍に激増。他殺や暴力衝動も増え、犯罪多発の元凶にもなっている。

◎病院出産

陣痛促進剤、無痛分娩麻酔などで子宮破裂、母子死亡が続発。さらに胎児は酸欠で脳性マヒ多発の最大元凶でもある。

◎火傷治療

洗ってラップで覆えば治る。逆に皮膚移植により無残な苦痛、傷痕を残している。

◎心臓手術

バイパス手術などには「治療効果はない」「七六％は手術も不要」（米医師会）

◎人工透析

断食など食事療法で八割は不要。病院は年七〇〇万円儲かるので騙《だま》して、患者狩りし、強制入院させている。

ロックフェラー&ロスチャイルド

まさに、残虐、狡猾な「殺戮《さつりく》の儀式」の数々……。

ただただ、呆然自失でしょう。

あなたは、以上のような数多くの「死の儀式」の存在をまったく、知らなかったはずです。

なぜなら、マスコミも、教育も、これら「医療欠陥」の現状を、隠蔽《いんぺい》してきたからです。

なぜでしょう？　マスコミ関係者も、教育関係者も、これら戦慄の事実を外部にもらすことは厳禁だからです。完全に口封じされています。まさに、情報の隠蔽であり操作です。

では――。

だれが、人類を〝情報操作〟しているのでしょう?

それは、ロックフェラー財閥をトップとする超巨大資本です。

かれらは近代から現代にかけて、世界の医療利権を独占支配してきました。

かれらにとって、医療とは金儲けと大量殺人のビジネス以外の何物でもありません。

こういうと〝陰謀論〟と、反発するひともいるでしょう。しかし、まぎれもない事実です。その衝撃事実を暴露する本があります。

『医療殺戮』（ユースタス・マリンズ著　内海聡　監修　天童竺丸訳　ともはつよし社）

本書は「国家権力さえはるかにしのぐ『医療支配者たち』の巨大犯罪」を暴いています。

「『医療殺戮』を読んだとき、そのあまりの現実に、私たちは絶句するかもしれない」（内海医師）

著者マリンズ氏は、それを「ロックフェラー医療独占体制」と呼んでいます。もう一つの巨大財閥がロスチャイルド財閥です。前者はアメリカの国民総生産の過半数を独占し、後者は世界の富の七割を支配する、といわれています。

〝かれら〟が制圧する利権は、石油・原発などのエネルギー、金融、流通、工業、農業、マスメディアなど、あらゆる分野に及びます。むろん、医療もその一分野にすぎません。だから、医療殺戮という現状は「どこをどう辿《たど》ってもロスチャイルド、ロックフェラーに収斂《しゅうれん》する」のです（前書）。

〝かれら〟は、世界のマスメディアも完全支配している。この真実を忘れてはなりません。AP、ロイターなど世界の通信社の九割以上は、両財閥の所有物なのです。さらに、超巨大スポンサーとしても全世界のマスコミを制圧しています。つまり、この地球上に実質的に報道の自由は存在しません。

全世界千兆円の医療利権

医療利権は、〝かれら〟超巨大資本家にとって、じつに、おいしい市場です。

日本の医療費だけで約四〇兆円……。これだけでも国家予算の約四割。これに、市販薬や介護費、福祉費などを上乗せすれば五割を軽く越えるでしょう。私は、こうして全世界の医療費は約一〇〇〇兆円にたっすると推計します。驚嘆する〝市場〟というほかありません。現代医療を独占する、ということは、この約一〇〇〇兆円の利権を独占する、ということです。だから、〝かれら〟は近代以降、医学教育から医師免許制度さらには医薬品認可など、あらゆる医療利権を独占してきたのです。

一九世紀後半、「魔法の杖をひと振り」して、近代医療を大変革させて、医療独占を成功させた一人の男がいました。

「その魔法使いは、誰であったのだろうか。それは、ほかでもない、世界一の大金持ちで強欲な

独占者ジョン・D・ロックフェラーである」（マリンズ氏）

彼の忠実な僕《しもべ》たちは、その意を受けて、まず近代医学教育体制をアメリカ国内で確立した。そこでは、化学薬剤（毒物）を用いる薬物療法以外の伝統医療などは、徹底弾圧、排除された。さらに、医師免許制、医師会制度、医療行政、医薬認可などの〝近代的〟医療システムが、次々に確立整備されていった。

それは、約一〇〇〇兆円もの医療利権を吸い上げるバキューム（吸引）システム以外の何物でもなかった。

保険料、血税を吸い上げる装置

たとえば、今、日本で一番高い（と思われる）抗ガン剤（ペグイントロン）の薬価は一グラム当たり、三億三一七〇〇万円！　白血病治療薬（マイロターグ）にも一グラム、四八〇〇万円。このように、わずか一グラムで数千万円から数億円の医薬品がゴロゴロ……。これでは、薬九層倍《くすりくそうばい》どころではない。このカネは、どこから出るのか？　それは、私たちが月々、爪に火を点して営々と納めた保険料や血税から、支払われている。それは、いったい、どこにいくのでしょう？

大量のお金は、バキューム・カーのホースを伝って物凄い勢いでロックフェラーやロスチャイルド傘下の巨大製薬会社に吸い上げられ、さらにその先の両財閥の懐を満たしていくのです。

〝かれら〟が確立した近代医療とは、じつにシンプルな打ち出の小槌です。早くいえばマッチ・ポンプ。一方で病気の原因を患者に与え、他方で病気を治すと騙して、また投与……。治療が副作用という名の新たな病気をつくりだす。さらに、副作用は複数、無数に存在する。だから、新たな病気は幾何級数的に激増する。それと比例して、〝かれら〟の儲けも爆発的に増加を続ける……という仕組みです。

こんな、かんたんな仕組みと詐術に騙されてきた人類の知性も、まさに、悲しいほどに低すぎます。「ロスチャイルド財閥が世界の富の七割を独占し、ロックフェラー財閥が世界経済成長の一割を独占する」……のも当然です。（『秘密結社の謎』並木伸一郎著　三笠書房）

こうして一％が九九％を支配する超格差社会の地球が出現したのです。

その一％の中でも、超少数派でこの世に君臨するのがロックフェラー、ロスチャイルド両財閥です。〝かれら〟の絶対権力を畏怖し平伏するマスメディアや教育関係者は〝かれら〟の名を口にすることすら、恐れおののく。

あなたは、いま、そういう地球社会に生きているのです。

食べ物が、あなたの命を縮めている

「食」は「人生を良く生きる」ため

「食」という漢字を見てください。分解すると「人」を「良」くする、と読めますね。

食べるということは「人生を良く生きる」ということです。

「薬」という字は「草」で「楽」になる、という意味なのです。つまり、古来、植物食は、薬の役割も果たしてきたことがわかります。

「癌」という字は「品」物の「山」に「病だれ」です。これは、食品を山ほど食べれば、ガンになる……という戒《いまし》めなのです。

ついでに「腐る」という字も教訓に満ちています。これは「府」の中に「肉」が入っています。この「府」とは、五臓六腑の「腑」です。それは、中が空洞の臓器を指します。つまりは、消化器系ですね。その消化器の中に、肉が入る。すると「腐る」と漢字を創作した古人は、戒めているのです。

この警告が正しいことを、最近になって現代医学も確認しています。医学者、栄養学者が、ようやく気づいたことを、古《いにしえ》の人は知っていた。最古の漢字は紀元前一五世紀にさかのぼるそうです。だから、早ければ約三五〇〇年前に、すでに漢字創案者たちは、食と健康にまつわる真理を会得《えとく》していたことになります。

「食」は、まさに「薬」である

「食べ物で治せない病は、医者もこれを治せない」

これは、古代ギリシアの医聖ヒポクラテスの箴言《しんげん》です。

つまり「食」は、まさに「薬」である——と、この偉大な先覚者は喝破しているのです。だから、正しく「食」をとれば、正しく生きることができます。誤った「食」をとれば、誤った生き方となります。その過ちは病気という形で現れるのです。それを、治すには、誤った「食」を正しい「食」に替えればいいのです。それでは、正しい「食」、誤った「食」とは、いったいどんな食事なのでしょう?

正しい「食」とは、ひとを健康にする食事です。
誤った「食」とは、ひとを不健康にする食事です。

健康を願わないひとは、いません。だから、街の本屋さんにも、健康本があふれています。新聞の広告にも、『××健康法』『○○で健康になる』などの本の広告が花盛りです。世にいう健康オタクの方などは、これらの本を買いあさって、いろいろな試行錯誤を繰り返しているわけです。なかには「××は身体にいい」とすすめる本もあれば、「××は身体によくない」と真逆《まぎゃく》のことを書いているので、読むほうは混乱します。

トイレの臭い家族は、早死にする！

歯ならびが教えてくれる

いろいろ、健康法に悩む前に、原点にもどりましょう。まず、わたしたちも動物の一種であることを思い出しましょう。

何を食べたらいいのか？　その答えは、まず口の中にあります。

(1)歯ならび

歯の種類と数を数えてみましょう。臼歯：犬歯：門歯の比率は、五：二：一です。臼歯は、文字通り臼のように穀物や繊維をすりつぶす役目をします。犬歯は、肉などを切り裂く働きです。門歯は、野菜、果物などをサクサクと噛み切る働きをします。だから、穀物：野菜類：肉類は五：二：一の割合で食べるのが正しい。こう、栄養学は教えてきました。ところが「そうではない！」と指摘する声があります。

たとえば、全米のベジタリアン運動のリーダーであるハワード・ライマン氏。彼は、かつてはモンタナ州第二位という巨大牧場主でした。しかし、環境問題に気づき、さらにみずからも大病に冒されて、肉食の弊害に気づいたのです。そして、彼は牧場主の仕事を投げうって、菜食を普及する活動に飛び込んだのです。

そのいきさつを一冊に本にまとめています。

それが『マッドカウボーイ』(邦訳『まだ、肉を食べているのですか?』拙訳　三交社)

犬歯は退化して肉食に不向き

ライマン氏は主張します。

「犬歯は、すでに退化していて、本来の機能は果たせない」

つまり、人間の犬歯は、もはや動物食にはまったく不向きとなっている、というのです。現に、彼は、その機能を試すために、鹿の生肉にかぶりついてみた、そうです。

「しかし、まったく歯がたたなかった」だから「犬歯があるから八分の一は肉を食べていい」という論法は成り立たないのです。

(2)唾液の違い

私たちの唾液のpHを計るとアルカリ性です。ところが、猫やライオンなど肉食獣の唾液は酸性です。それは「人間は穀物を主食として食べ、獣は肉類を主食とするからだ」とライマン氏は指摘します。人間は、穀類を消化する唾液を出すのです。なら、穀類を食べるのが自然の理《ことわり》に適っています。ぎゃくに、肉を食べることは、自然に反する行為といえます。

(3)腸の長さ

さらに、ヒトと肉食獣の決定的違いは、腸の長さです。体長に比較した腸の長さは、肉食獣はヒトの約四分の一です。なぜ、肉食獣の腸は、そんなに短いのでしょう？　さきほどの「腐」という漢字のエピソードを思い出してください。「府」(消化器)の中に「肉」が入ると「腐る」。

まさか……と、笑うなかれ。本当に、腐るのです。肉類を食べると、それは小腸を経て大腸に行きます。この肉たんぱくは、大腸内の悪玉菌の大好物なのです。つまり、肉を食べると腸内で悪玉菌が大増殖する。この悪玉菌の増殖現象を〝腐敗〟というのです。

文字通り肉は腸内で腐敗する！　漢字を発明した古人の聡明さには感嘆するしかありません。

肉好きの大腸ガン死四〜五倍

肉が悪玉菌で腐敗すると、有毒物質が続々発生します。たとえば、インドール、スカトールなど。さらにはアミン類。これらは、悪臭を放ちます。だから、肉好きのオナラは、まちがいなく臭い。肉をいっさい食べないベジタリアンは、まったく無臭です。肉好きは四〜五倍大腸ガンで死ぬ、というデータが複数あります。ちなみに心臓病死は八倍以上。糖尿病死も四倍。乳ガン死も五倍です。だから、オナラの臭い人は、これらの死亡リスクを覚悟したほうがよいでしょう。

トイレの臭い家庭は、これらの病気で早死にする恐れ大です。

「肉食は、人を殺す！」

ライマン氏は、断言します。

「それは、タバコより多くの人々を殺してきた」

しかし、前記の死亡率を見ただけで、肉食は〝死の食卓〟であることがわかります（肉好きの方には、面白くないでしょうが……）。

「人間が肉を食べることのメリットは、いっさいない。精力が着くくらい効能があればいいが、それもない」（ライマン氏）

食でも家畜なみに〝洗脳〟されている

医療のタブーと同じ食のタブー

……ここまで読んで、お肉大好きなあなた。この本を投げ出したくなったはずです。

「そんなこと、だれにも教わってねぇヨ！」

そのとおり。学校の家庭科の授業でも教えていません。それどころか、大学の栄養学科でも、ぜったいに教えません。ＮＨＫの『ためしてガッテン』でも、この問題に触れるのはタブーです。『クローズアップ現代』で、「肉食でガンが多発！」なんて、番組を流したでしょうか？　皆無です。読売や朝日など大手新聞でも、目にした記憶は、ないはずです。教育でも、メディアでも、肉食の弊害を取り上げることは、絶対タブーなのです。

あれ……なにかと、同じだな。と気づいたでしょう。そう、医療のタブーとまったく同じ。つまり、食料をめぐる真の問題に、人類が気づくことは、タブーなのです。許されません。

いったい、だれが許さないのでしょう。それは、またまたロックフェラー、ロスチャイルド財閥です。かれらは世界中の超一流企業を、すべて支配下に置いて君臨しています。つまり、〝かれら〟は世界の医療利権と同様に、食料利権も完全掌握しているのです。それは、農業、畜産、穀物、飼料、食肉、食料チェーン店、ファストフードから加工食品業界まで、全てに支配は及びます。〝かれら〟にとって、人類は、食品という名の〝エサ〟を与えて飼っている家畜となんら変りません。

ＣＭ、料理番組巧みな〝餌付け〟

テレビＣＭを見てください。マックのバーガー、吉野屋の牛丼、焼き肉チェーン……。

肉食産業のオンパレードです。街の外食リポートも肉料理が、これでもか、と出てくる。そして、リポーターの愛すべき石塚クンが「マイ・ウー！」と目をほそめ、こうウットリとつぶやくのです。

「脂身《あぶらみ》は、ボクの主食デース」

色々な料理番組も冷静に、さめた目で見てごらんなさい。

「ここで、牛肉を入れましょう！」「豚コマ混ぜると美味しいですよ」「鳥肉ササ身であっさり味に」……などなど。たくみに肉を食べさせる仕掛けというより、潜在意識に働きかける巧みな〝マインド・コントロール〟。これでは、知らず知らずに、日本人が〝餌付け〟されてきたのも、うなづけます。

つまり、日本人に「肉を食わせよう」とする〝闇の意志〟がはたらいているのです。

食料、医療マッチポンプで稼ぐ

それは「人類に肉を食わせろ！」と言いかえてもいいでしょう。

なぜなら、世界的に戦後、肉の性産量が急激に増えているからです。

一九六一年に比べて、牛肉は二倍強。豚肉は三倍、鶏肉にいたっては九倍に激増しています。

ここで、アレッ……と思われたはずです。ライマン氏の言葉を思い出してください。

「肉食は人を殺す」。つまり「肉食は人類を殺す」のです。

その肉消費が、戦後、まさにウナギのぼりで一貫して増え続けている。これは、人類の間に、肉食でまず心臓病、糖尿病、ガンなどの病気が増えていることを証明します。そこに、地球を支配し、人類を家畜化した、〝かれら〟の悪意が存在することは、まちがいありません。

日本人の場合。さらに肉類消費は激増しています。

一九六〇年（昭和三五年）に比べ、魚の消費は、ほぼ横ばいなのに、肉消費は一人当たり五キロが約三〇キロと六倍増です。人類に肉食させれば、まちがいなく慢性病が増える。すると、彼らはまちがいなくクスリを飲む。病院に行く。入院する。手術を受ける。すると、食肉産業でボロ儲けした〝かれら〟は、次に、医療産業でボロ儲けができるわけです。

あなたは、これまで自分の意志で生きてきたつもりでしょう。

……しかし、じつは、教育（狂育）やマスコミにより、巧妙に操作された〝常識〟という名の〝ソフト〟に見事に操《あやつ》られ、命令されて生きてきたのです。

その事実に、気づくときです。

ガン四分の一、糖尿病五分の一、認知症四分の一の食卓

最近、興味深い研究発表がありました。

「ちびまる子ちゃんの食卓を見習え！」

それは、都筑毅氏（東北大学准教授）の報告です。

それは、「昭和五〇年（一九七五年）ころの食事が、もっとも健康的だった」というのです。研究チームは、六〇年代、七五年代、九〇年代、二〇〇五年代の一般的な家庭の献立をもとにマウスで実験したところ、七五年代の食事のマウスが、もっとも内臓脂肪が少なかった。それればかりか、なんとガンリスク四分の一、糖尿病リスク五分の一、さらに認知症リスクも四分の一に激減したのです。

「欧米化の影響で肉の摂取量は七五年以降、どんどん増え続けます。逆にそれまでの主なたんぱく源だった魚の割合が減り続けている」（同教授『日刊ゲンダイ』２０１５／１／31）

肉に含まれる「飽和脂肪酸」は人間の血管内でドロドロに固まり、動脈硬化をひきおこす。魚の油は「不飽和脂肪酸」で血液をサラサラにする。また、味噌、納豆など発酵食品、海藻、煮物なども七五年の方が多かった。つまり、洋食志向が日本人の健康を悪化させ寿命を縮めたのは、まちがいありません。カタカナ食からひらがな食へ、回帰するときです。

戦後の住宅は、欠陥商品でしかない

戦後は石油原料の〝化物《ばけもの》〟住宅

「日本人に木で家を建てさせるな」

これが、アメリカの占領政策でした。

では、何で、日本人に家を建てさせようとしたのか？

「〝石油〟で、家を建てさせろ！」

石油で、家が建つのでしょうか？　建つのです。まず、石油からプラスチック、接着剤、防腐剤などを作ります。それで、いわゆる〝新建材〟なるものを作るのです。その新建材で、家を建てさせる。まさに、石油合成化学のマジックです。新建材の主力は、プラスチック建材です。

こうして、戦後、日本人の新築住宅は、伝統建材である木材、漆喰、瓦、石材さらにはイグサ、畳などの天然素材から大きくかけ離れたものになってしまいました。

こうして石油化学会社が、なんと住宅会社に化けたのです。だから、戦後の住宅メーカーは、ほとんどが「化」の文字がついていました。へーベルハウスの旭化成などその典型です。積水ハウスのルーツも積水化学工業。もともとは化学会社だったことが、よくわかります。わたしは、これらハウスメーカーの販売する住宅を、〝化学〟住宅と読んできました。しかし、心の中では〝化物〟住宅と唾棄《だき》しています。それは、まさに天然素材の住宅に、素知らぬ顔で〝化けて〟いるからです。

それこそ、新建材という名の石油製品の七変化です。それどころか一〇変化、あるいは一〇〇変化している、と言っても過言ではありません。私の尊敬する建築家の一人に出江《いずえ》寛《かん》氏がいます。彼は、かつて約五〇〇〇人の会員を要する日本建築家協会の会長を勤めておられました。

同会は、一九八七年、結成。設立後、約三〇年間は会長は東大建築学科出身者が引き継ぐのが〝慣例〟となっていました。それに異議が噴出し、民主的な選挙で選出された最初の会長が出江先生だったのです。

その雑誌インタビュー記事に、驚きました。

「新建材は、本物ではありません。偽物です。よって新建材で建てられた建築も偽物である」。

建築界のトップが、断言していることに衝撃を受けました。まったく、私も同感だったからです。そこで、私の著書『日本の風景を殺したのはだれだ？』『漆喰復活』（彩流社）など数冊、拙著を贈り、共感の意志をお伝えしたのです。その後、先生から熱き面談の申し出を受け、東京駅でお会いしました。三時間にもわたる先生の建築論は、まさに出江ゼミを一人で拝聴したような贅沢なひとときでした。

わたしが共感したのは、先生は建築家界のトップとして、戦後の建築を〝ニセモノ〟と断罪されたことです。

寿命二五年では欠陥商品

私も戦後の化学住宅いや〝化物〟住宅をニセモノと断罪します。

そして、それは欠陥商品でもあったのです。

あなたは、戦後、雨後の竹の子のように林立したセキスイやミサワの住宅の平均寿命を知っていますか？　なんと二五年。長くても三〇年足らず。それに対してイギリスは一四一年、アメリカでも一〇三年です。（グラフA）

ある建築会社の社長が、皮肉まじりで、こう述べていました。

「私の持論も日本住宅は2×4（ツー・バイ・フォー）なんだ。いいかね。欧米に比べて価格は2倍。寿命は4分の1。だから〝ツー・バイ・フォー〟」

なるほど……力が抜けて、笑う気も起きなくなります。つまり、価格は二倍で寿命は四分の一なら、八倍も高い住宅を日本の消費者は売り付けられていることになります。

しかし、寿命がアメリカの四分の一、イギリスの約六分の一なら、これはもう欠陥商品です。ローン三五年、住宅寿命二五年……残る一〇年、ホームレス！

グラフA：各国の住宅耐用年数比較

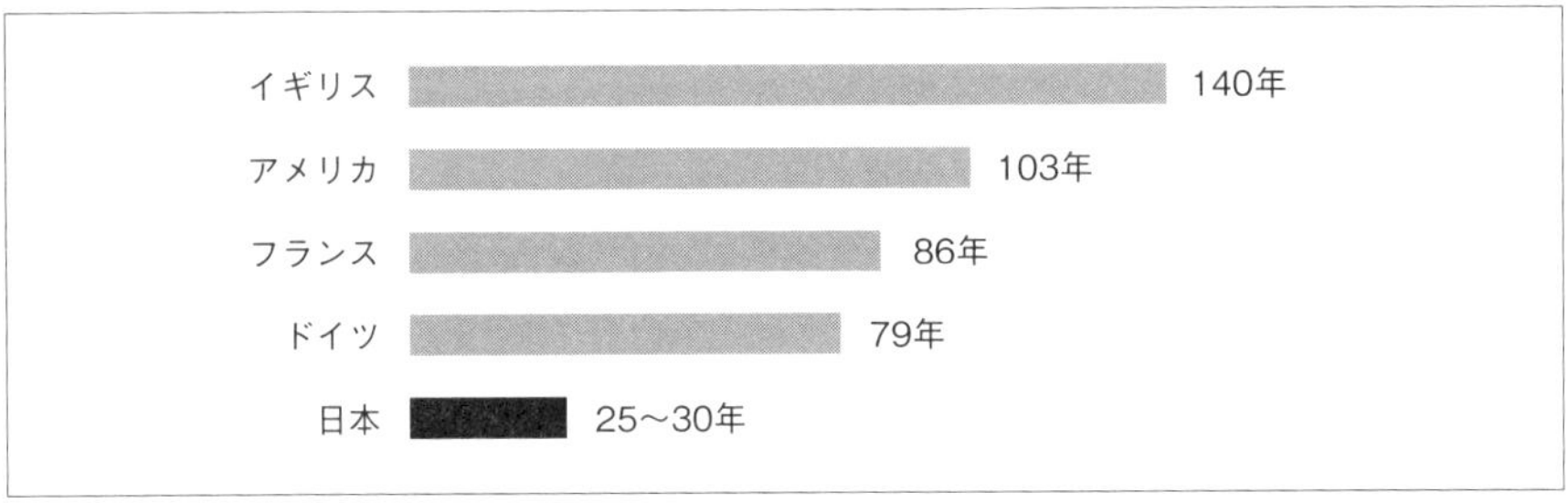

環境省資料より

ところがハウスメーカーは、築二五年近くなると、セールスマンがオタク訪問してくるそうです。

「そろそろ、立て替え時ですが……」

「そうだねぇ。もう、そんなになるかなぁ」

施主も怒らないで、うなずく。その頓馬《とんま》、無知さ加減に呆れ返ります。

「なんで二五年しかもたないんだ！欠陥商品じゃねぇか」

ハウスメーカーに食ってかかった人の話など、聞いたことがない。

もっと、悲惨だったのが、戦後、高度経済成長期に林立したプレハブ住宅です。早く言えば、即席バラック。建築業界の関係者に聞いて、唖然としました。

「プレハブ住宅の寿命は短くて六年。長くて九年でしたね」

こうなると、サギ商法というしかない。

わたしは戦後、日本住宅が超短命の欠陥商品である理由を調べて、納得した。

そこには、一〇大原因といえるものがあったのです。

戦後五〇年、プラスティック九〇〇倍増

(一)石油合成の新建材は〝ニセモノ〟すぐ劣化する

日本住宅の寿命が、情けないほど短命なのは、一にも二にも、石油合成の新建材だらけだから

です。〝化学〟とは〝化け学〟といいます。石油由来の新建材は、本当に何にでもよく化けます。

その代表格は、塩化ビニールクロスでしょう。れっきとしたプラスティック壁材なのに、建築業界では〝クロス〟と呼んでいます。正体はプラスティックの〝ビニール〟なのに、布（クロス）を騙《かた》っている。まさに、建築業界あげての堂々たる詐欺商法です。だから業者が「素敵なおうちなので壁、天井はクロス仕上げにしましょう」と言えば、主婦は「あら素敵！　お願いしまーす」となる。

まず、塩ビモノマーは発ガン物質です。〝クロス〟成分の半分を占める柔軟材フタル酸エステルは、猛毒の環境ホルモン。毒性も問題だが、それだけではない。塩ビ〝クロス〟は、すぐに剥がれて垂れて醜くなる。通気性がないので、壁内結露する。それを断熱材グラスウールが吸湿する。壁の内側はカビ、腐朽菌、ダニ、ゴキブリの巣窟となり、根太を腐らせ、アッというまに土台も腐る。〝クロス〟は、日本の住宅を短命化させるための仕掛けでしかなかった。

さらに、接着剤に添加された防腐剤（ホルムアルデヒド）などがシックハウスで住民を襲う。それは恐ろしい発ガン物質であり、精神毒物であったのです。新築でガンになり、新築で狂う。そんな恐ろしい悲劇が全国で多発したのです。しかし、誰もそんな恐怖の事実には気づかなかった。こうして、住宅寿命も、住人寿命も、いっきに短くなる。こうなると、サギ住宅に加えて、殺人住宅と呼ぶしかない。

戦後五〇年間の日本国内でのプラスティック消費量は、なんとその伸び率九〇〇倍……！　ポリバケツや洗濯バサミを作っても九〇〇倍にはならない。プラスティック生産量の大半は住宅建材となった。

「石油で日本の家を建てさせろ！」

ロックフェラーの命令は、忠実に履行されたのです。

木造設計できる一級建築士、五〇人に一人

(2)木造建築を大学建築科で教えていない

これは、医学界とまったく同じ。大学建築学科で木造建築の授業が一時間もないと知って愕然《がくぜん》としました。日本は国土の六七％が森林で、スウェーデン、フィンランドと並ぶ世界の三大森林大国です。その大学の建築学科で、あえて木造住宅を教えない。それは、医学部で自然治癒力を教えないのと同じです。日本を戦後支配した〝闇の力〟が、教えさせなかったのです。日本人が豊富な木材で建築を推進したら、石油原料の新建材ならぬ〝偽建材〟が売れなくなるからです。

「日本人に木で家を建てさせるな。石油で建てさせろ！」

冒頭の占領政策を思い出してください。こうなると〝闇の力〟は世界の石油王ロックフェラー財閥であることは、子どもでもわかります。

知人の建築家は、こう教えてくれました。

「日本の一級建築士で、木造住宅の図面を引けるのは、五〇人に一人しかいない。大学建築科で全く教えないからね。だから、独自で勉強するしかない」

まさに、馬鹿を作る大学ではないですか？　わたしは建築家にならなくて、つくづくよかった、と思います。

(3)気象学、生理学をまったく教えぬ建築学科

気象学は風土論のイロハです。生理学も建築学科で必須です。

なぜなら、建築は風土を抜きに、人の健康を抜きに、存在しえないからです。しかし、建築学科では、これらの授業は一時間どころか一秒もない。

出江先生（前出）は「風土を抜きに、建築は有り得ない！」と何度も繰り返され「和辻哲郎の『風土論』は、建築家は、絶対に学ばなければだめです」と強調されたのです。

「風土」「健康」いずれも教えぬ建築学科。そして、教えるのは「デザイン」と「構造論」くらい。これでは頭の中身が〝デザイン至上主義〟の畸形建築家が大量生産されるのも当然です。その代表格が、〝建築の神様〟東大教授、丹下健三でしょう。別名、戦後、建築界のドン。彼の門下生は、みんなデザイン優位の畸形建築家でした。〝神様〟の頭脳の欠陥は、その集大成ともいえる作品、東京都庁舎に如実に露呈します。なんと新庁舎は築後、わずか六年で雨漏りに悩まされることになるのです。それもこれも外観をフランス、ノートルダム大聖堂を真似たデザインが

災《わざわ》いしたから。かの地は雨が極めて少ない。それにくらべて日本は温帯モンスーン地帯。降雨量は半端ではない。とくに梅雨時、台風時の降雨は横なぐり。大聖堂と同じ角張ったデザインなので、角隅から雨水は侵入したと見える。

ちなみに、〝神様〟は住民の健康にも無頓着。だから、新庁舎ではアスベスト汚染の深刻さが囁かれている。

生理学を学ばなかった悲劇の最右翼は、やはり元東大教授の安藤忠雄氏だろう。そのデビュー作「住吉の長屋」はコンクリート打ちっ放し。日本建築学会賞を受賞。しかし、それは、まさに石室か棺桶。夏は熱射で蒸し風呂。冬は冷輻写で骨の髄まで冷える。まさに、殺人住宅の称号が、もっともふさわしい。

(4)断熱、結露、防音すら教えない建築学科の狂育

断熱は、夏の暑さ、冬の寒さをしのぐため、建築学の命といえるほど、大切なポイント。しかし、やはり、大学の建築学科では、「断熱」講座は一時間もない、と聞いて絶句した。これも「病気の治し方」「病気の原因」を教えない医学部狂育とソックリ。だから、建売住宅やメーカーハウスの家は、とにかく夏は暑い。冬は寒い。さらに「結露」も大学建築学科では、まったく教えない。断熱のない住宅は、冬場は壁や窓にびっしり結露する。夏場は室内がクーラーで冷やされるため壁内で結露する。その水分が根太《ねだ》、土台を腐らせ、住宅寿命を縮める。こうして築二五年でご臨終となる。

もう一つ。防音についても、日本の建築界は、まったく無頓着。これも、また大学の建築学科で「防音」講座がなかったツケが、日本の欠陥住宅に拍車をかけている。安藤氏の「住吉の長屋」などコンクリート打ちっ放し住宅は二階でボールペンを落としただけで、家中に響き渡った、という。そんな、住宅に最高の賞を与えた日本建築学会も正気の沙汰ではない。

(5)奇抜デザインのポストモダン建築家が風景と建築を破壊

戦後、日本建築の悪夢は、石油建材とポストモダンでしょう。後者は、モダニズム（近代主義）の後に出てきた文化思潮。それは、モダニズムの合理主義に反発して登場。より自由、解放、遊走を求めた思想で、戦後建築にも大きな影響を与えた。

つまりは「何をやってもいい」。まさに、子どもにオモチャを与えるようなもの。その走りが、〝建築の神様〟丹下健三で、彼は「よい建築とは、次のようなものだ」と、彼の建築哲学を披瀝している。それは「驚きと感動」という。わたしは、これを知って、文字通り、驚いた。

まず、神様は「建築とは人を驚かせなくてはならない」と本気で考えたのです。だから、大衆の意表を突くデザインを好んだ。つまりは、鬼面、人を驚かす。

東京にある静岡新聞社ビルなど、その典型でしょう。円柱に横向きに部屋が飛び出し巨大なサボテンのよう。（写真）さぞ、使い勝手が悪いことは想像に難くない。しかし、できた当初は見上げたひとは、〝驚いた〟はず。

「なんだ、コリャ!?」

しかし、驚きは一瞬。毎朝、毎日、驚いていたら、ただの馬鹿です。感動も一、二回みたら、それきりでしょう。

わたしは神様に対峙して「よい建築」の定義を提案する。

それは「落ち着きと風格」だと思う。「落ち着き」とは、安定と調和を備えていること。「風格」と気風と品格を意味します。気風とは建築家の思想、感性です。そして品格とは気品と格式です。気品とは半歩さがる謙譲の美徳です。建築は他の美術作品と異なり、公共性が問われます。いやでも公衆、大衆が日常的に目にし、利用する。そこに、建築家が己の我《エゴ》を全て露出することは、美意識の押し付けとなってしまう。周囲の風景、他の建築群との調和を尊重する品格こそ、建築には求められるのです。

写真：静岡新聞・静岡放送東京支社

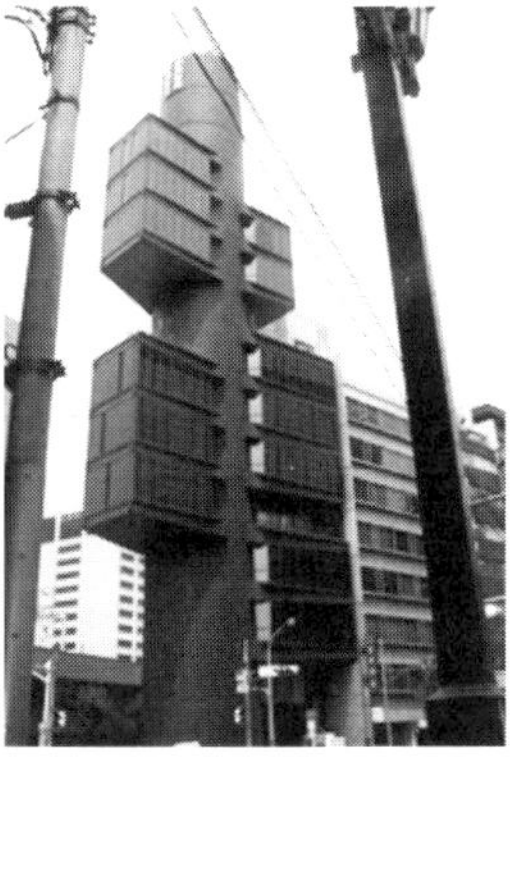

(6)屋根屋根症候群、壁壁症候群が風景を混沌破壊した

戦後、建築界に蔓延《まんえん》したデザイン志向のポストモダンは、日本の風景まで破壊してしまった。日本の消費者までもが、「家はデザインが命」と〃洗脳〃されてしまった。そこで、日本人が新築するときの決まり文句が「隣と違った家にして！」

しかし、三〇坪余りで、〃個性〃を出すには、屋根のデザインをいじるしかない。そこで、設計士は、奇妙奇天烈な〃個性的〃な屋根デザインを提案し、施主は、それが「隣と違う」だけでおおいに満足した。

こうして、日本中の住宅街に、奇妙珍妙な形の屋根の家が溢《あふ》れた。そして、いうまでもなく、日本の街並み風景は、完璧に破壊された。それは、調和を無くし、ただ、無意味に雑然とした混沌の地平と化した。しかし、建築家は屋根をいじっただけで満足しなかった。彼らの自己主張欲求は、今度は窓に向かった。そして、いろんな形の窓を壁に配することで、彼らは悦にいった。だから、とんでもない所に、とんでもない窓を付け、自慢した。いうまでもなく窓の役目は「採光」と「換気」だが、その機能を喪失した窓だらけの家が、住宅地に溢れている。

わたしは、この病理に窓々症候群という〝病名〟を冠することにした。

そして、彼らは、まだ飽きたらずに、各部屋をくっつけて凸凹だらけの壁の家を競って造った。それを、壁々症候群と名付けて……いるうちに、馬鹿馬鹿しくなって止めた。

(7)世界に誇る匠の技、伝統工法を圧殺した狂気

法隆寺は、なぜ世界最古の木造建築として現存しているのか？

なぜ寺社仏閣は、いくたびもの地震に絶えて、泰然として建っているのか？

それには、ちゃんと理由があります。

まず、寺社仏閣は、束石《つかいし》という礎《いしずえ》の上に柱を乗せて建てられています。これが束石工法（礎石《そせき》工法）です。これなら地震の振動を受け流して、寺院は耐えることが出来たのです。しかし、信じられないことに、戦後の建築基準法は、この束石工法を禁じたのです。それは、医師法が自然治癒力を生かす自然療法を禁じたに等しい。狂気であり暴力です。

行政は、その代わりにコンクリート基礎を造ることを命じ、そこに角材を横にして乗せ、アンカーボルトで固定する工法を命じたのです。これが緊結工法です。住宅は大地と緊結しているため、地震の縦揺れ、横揺れに大きく揺さぶられます。束石工法のように地震エネルギーを逃がすことができず、建物は破壊されるのです。さらに、法隆寺の修復で最後の宮大工と呼ばれた西岡常一翁は「コンクリートと木は相性が悪い。さらに横向きにすれば腐りやすい」と苦言を呈しています。

さらに、建築史で教える和風軸組み工法の家とは、安土桃山《あづちももやま》時代に大名、豪商が金にあかせて建てた数寄屋《すきや》建築。それは、〝好く〟に通じ、贅《ぜい》を尽くした趣味の建築にすぎない。本当の木造住宅は、商家建築、民家建築にこそあったのに、建築学科では一顧だにされていない。近年、ようやく、木造住宅を教え始めたと聞いたが、それが数寄屋造りと知ってあきれた。これでは、金がかかるのも当然である。なのに、だれ一人、その矛盾を指摘する者もいない。

哀れなのは、細い柱、細い梁《はり》の華奢《きゃしゃ》な家に、大金を払わされる消費者である。

(8)木、竹、土壁、壁紙、漆喰、葦、い草、天然素材を忘れた悲劇

建築は風土とともにある。それは、気象、健康を優先するだけではない。さらに、その風土に存在する建築材料を用いる。そうすれば、気象にも健康にも、調和する家を造るとができる。

食べ物で身土不二という。産まれた土地の三里四方の物を食べていれば、健康長寿で生きられる。家も同じこと。建土不二。その土地に在る天然素材が、もっともその土地の風土に適している。日本の伝統家屋は、木材、竹材、土壁、漆喰、葦《あし》、い草など天然素材を巧みに生かした美し

い民家や城郭を建造してきた。しかし、現代建築は、これら天然素材を完全に放逐し、化学建材という〝化物〟建材に支配されてしまった。

もう一度、天然建材に回帰すべきだ。

その第一歩として、漆喰復活を提案したい。

漆喰こそ「建材の王」の尊称がふさわしい。なにしろ、コンクリート寿命が五〇年なのに漆喰の寿命は五〇〇〇年。一〇倍もの耐久性を誇る。

さらに、一五大効能を誇る。
①不燃性　②審美性　③安全性　④防カビ性　⑤調湿性　⑥硬化性　⑦浄化性　⑧防音性
⑨断熱性　⑩廃棄性　⑪温暖化防止　⑫伝統性、⑬可塑性、⑭治癒性　⑮抗ウイルス性
とくに治癒性、抗ウイルス性は特筆すべき。漆喰を塗った部屋は、マイナスイオンに満たされ、空気も浄化されるため、喘息など呼吸器系疾患の七割は治る、といいます。また、漆喰を塗った部屋は、インフルエンザ・ウイルスなど九九・九％除去されたクリーンルームとなるのです。保育園、学校、病院、老人施設など、まっさきに漆喰仕上げにすべきです。（参照、拙著『漆喰復活』彩流社）

（9）四五九種類もの化学物質漬けの〝四苦ハウス〟

〝化物〟ハウスでは、化学建材から有毒化学物質が気化して住民を襲います。化学建材を使ったマンションも同じ。それらは揮発性有機化学物質（ＶＯＣ）と呼ばれます。戦後の建築には、分かっているだけで四五九種類もの化学物質が使われています。これらの原料は、ほとんどが石油

化合物です。まさに、戦後日本では、石油で家を建てているわけです。まさに、ロックフェラーが命じたとおり。彼らの高笑いが聞こえてきます。そのため新築住宅、マンションに引っ越したら具合が悪くなった、という人が日本中に溢れています。

医療と同じ化学毒の悪夢が、日本人の身体と精神を侵し、蝕んでいるのです。これらには、発ガン性、神経毒性があるので当然でしょう。

(10) 美しい日本の風景に溶け込む安全な自然住宅を!

もっとも理想的な食事は、自然食です。同じように、もっとも理想的な住宅は、自然住宅なのです。それは、その土地の天然素材で出来たものが理想的です。そして、伝統を再評価すべきです。それは「医」も「食」も「住」にも共通します。

わたしは、もっとも理想的な風景を、次のように定義しました。

「人為を排し」「伝統に従い」「余所《よそ》を真似ず」(『日本の風景を殺したのはだれだ?』彩流社)

これは、決して新しい発想、新しい素材を否定するものではありません。古来の伝統と、未来の素材のコラボレーション。その無理のない美しい調和にこそ、建築と風景の新たな未来への発展があると信じています。

第二章

今、気づきのとき、目覚めたひとは救われる

医学部は命の原理も、自然治癒力も教えない

生命には正常を保つ働きがある

「ひとは、体の仲に一〇〇人の名医を持っている」

医聖ヒポクラテスの有名な言葉です。

一〇〇人の名医とは、いうまでもなく、自然治癒力のことです。

自然治癒力とは、文字通り、自然に治癒する力です。英語で〝ナチュラル・キュア〟といいます。その力を持っているのは、人間だけではありません。

野生の動物にも、そして、植物にも備わっています。さらに、単細胞生物にまで、自然治癒力は存在するのです。

自然治癒力を働かせる原理があります。それがホメオスタシス（生体恒常性維持機能）です。むつかしい用語ですが、わかりやすくいえば「生命体は、常に正常を保とうとする働きを備えている」という意味です。

つまり、生命は常に「正常」を求めているのです。

では――。そのような働きは、いったい誰が与えてくれたのでしょう。あなたでもない。わたしでもない。それは、まさに我々生命を生み出してくれた「宇宙」が与えてくれたのです。その偉大な恩寵《おんちょう》と存在を、ひとびとは、古代より〝神〟として崇《あが》めてきたのです。

科学者たちは、その偉大かつ神秘な存在を〝サムシング・グレート〟（偉大なる何物か）と呼んでいます。

命の根本原理も知らない医師達

つまり。ホメオスタシスこそ生命の根本原理です。そして、この機能によって作動する自然治癒力こそ、医学の根本原理なのです。

生物学、医学は、この根本原理を抜きには、いっさい語ることは不能です。はやくいえばホメオスタシス＝自然治癒力の原理を無視した生物学も医学もありえない。

もし、そのような学問が存在するなら、それは似非《えせ》学問です。まさに虚構であり、ペテンです。

ところが……。

あなたは信じられますか？　現代医学は、生命の根本原理であるホメオスタシスを、教えていない・ない・ない！

わたしの尊敬する在米四〇年のヒーラー（治療師）ケン・コバヤシ氏は、これまで出会った約二〇〇人の医師たちに、こう質問したそうです。

「ドー・ユー・ノウ? ホメオスタシス」

その結果には、驚かされます。

「知っているドクターは一人もいませんでした」

一般社会からみれば、白衣を着た医師たちは、みな優秀な知的エリートに見えます。だから、安心して命を預けるのです。

しかし、その正体は「命の原理」も知らない、無知蒙昧《むちもうまい》な愚鈍《ぐどん》人間たちだったのです。わかりやすくいえば、馬鹿で阿呆です。そんな無能人間たちに人類は長きにわたってみずからの、家族の、生命を委ねてきたのです。

これでは、人類の二人に一人が病院で亡くなっているのも当然です。全米の死亡原因トップが〝医者〟であるのも当然です。

「自然治癒力」を教えない医学部

多くの医師の知人に、たずねたことがあります。

「大学医学部で、『自然治癒力』の講座はありますか?」

全員が、「そんな講座は一時間もなかった」と正直に答えました。

つまり「生命には自ら治る力が備わっている」という真理を、医学生は、まったく学ばぬまま、医師免許を得て、患者の前に座るのです。

先述のように自然治癒力とは、生命論の原点であり、医療の源泉です。ヒポクラテスは、一〇〇人の名医（自然治癒力）について、触れたあと、こう述べています。

「われわれ、医者の努めは、これら名医たちの手助けをすることである」

つまり、世俗の医師は、自然治癒力を損なってはならない。自然治癒力がうまく働く手助けをするのみである。こう、戒めているのです。

医療現場においては自然治癒力が「主」で、医師は「従」なのです。

ならば、現場の医師たちは、みずからが従うべき自然治癒力とは、いったいどんなものであるのか、徹底して学ばなければなりません。しかし、大学医学部六年間の講義で、自然治癒力を教える講座は一時間もない。

わたしは、その疑問を畏敬する森下敬一博士に尋ねてみました。博士こそは、現代医学と決別して、自然治癒力を生かした治療を日夜行っておられる自然医学の泰斗《たいと》です。

「医学部で、自然治癒力を一時間も教えていないことに驚きました。どうしてでしょう？」

先生は、相好《そうごう》を崩して豪快に笑いながら、こう答えたのです。

「ワッハッハ、いいかね。患者がほっておいても治っちまうなんてことを教えてごらん。医者も薬屋も、オマンマの食い上げだ」

わたしも、思わず、先生につられ笑いをしてしまいました。

病気の「治し方」「原因」も学ばぬ医学生

医学部は「病気の治し方」も教えない

さらに、あなたは信じられますか?

大学医学部では「病気の治し方」をいっさい教えていない、ことを。

親しい安保徹博士（元新潟大教授）に尋ねました。

「医学部六年間で『病気の治し方』は、いつ習うのですか?」

先生の答えは、呆気《あっけ》にとられるものでした。

「医学部で、病気の治し方なんか、教えないサ」

「エエッ！　本当ですか?」

「そうだよ。病名とかクスリの種類とか、覚えることが一杯あるからサ、病気の治し方なんか習っているヒマないんだな」

「では、お医者さんは、いつ病気の治し方を学ぶのですか？」

「まあ、病院に勤務して先輩のやり方を見たりサ、それに『ガイドライン』という便利なものがあるからね」

「ガイドラインって、なんですか？」

「製薬会社と、覚えのいい教授たちが作ったものサ。それに従って治療してれば、医療事故が起きても裁判に訴えられないしネ」

あなたは、ただただ、絶句でしょう。

原因はどうでもいい！　処置しろ

さらに、医学部は、病気の原因も教えない。

わたしの親しい鶴見隆史《たかふみ》医師（鶴見クリニック院長）が医学生の頃のエピソード。

大学病院に、患者が運ばれてきた。珍しい病気だったので、彼は思わず、傍らの教授に尋ねた。

「この病気の原因は、何ですか？」

突然、老教授は、烈火のごとく怒って怒鳴った。

「原因など、どうでもよろしい。処置をしたまえ！　処置を」

若き鶴見医師は、このとき「教授に病気の原因を尋ねてはいけない」ということを〝学習〟したのです。

そういえば、病院の各部屋の上に掛かっている「表札」を思い出してください。そこには「治療室」ではなく、なるほど「処置室」と書いています。つまりは「治療」する部屋ではなく「処置」する部屋なのです。そして、最後の行き着く先が「遺体処置室」というわけです。

白衣のエリートでなく愚鈍な輩《やから》

大学医学部に合格した。それだけで成績優秀な学生のはずです。世間は、憧れの目で彼らを見上げます。さらに、ドイツ語混じりの医学用語。分厚い教科書。英語の論文。庶民大衆からすれば、まさに彼らは絶対的、知的エリートとして映ります。白衣を来て、目の前に現れれば、その権威に平伏するのも当然です。

「このクスリを一生飲むことですね」→「ハイ、わかりました」

「余命××月ですね」→「そうですか……なるほど」

「この抗ガン剤が効きます」→「お願いします」

「思い切って手術しましょう」→「おまかせします」

まさに、お医者サマは、神様。そして、患者はマナ板の上のコイです。

しかし、目の前で、そっくり返って自信満々の白衣の男の正体は、ただの無知で不遜な輩でしかない。東大医学部を出ようが出まいが、なんの関係もない。彼らは、生命のイロハも知らない愚鈍な一人の男にすぎない。知恵足らずの男に、あなたは大切な命を預ける気になりますか?

すぐに立上がり、いっさい振り返らず、部屋を出て、病院を出るべきです。そして、もう病院の門を二度とくぐってはいけません。

現代医学、大崩壊にいたるルーツを辿《たど》る

現代医学の大崩壊が始まった

いま、現代医学は、大崩壊を始めています。

その虚妄と欺瞞《ぎまん》が、膿のように噴出しています。それは、まさに天空に聳《そび》える悪魔の巨城が大音響をたてて崩壊する様を思わせます。

わたしは、これまで、薬物療法の欺瞞、抗ガン剤の悪夢、ガン治療の殺戮、向精神薬の陥穽《かんせい》、ワクチンの罠、輸血の闇、市販薬の無要、老人医療虐殺、病院出産の危険、再生医療の嘘……など現代医学の罪を次々に暴いてきました。しかし、これら真っ向からの現代医療告発に対して、

医学界からの反論は皆無です。医学者たちは、ただ沈黙を保つのみ。彼らは一言の反論すらできないのです。

この一事をしても、現代医学と医療利権の瓦解が始まったことは、疑う余地はありません。

彼ら医学者たちは、なぜ、彼らにとって、医学に素人同然である一批評家のわたしに反論すらできないのか？

それは、彼らは、学んできた医学教育（狂育？）を、ただただ盲信してきたからです。

現代医学の巨城の城壁に亀裂が走り、大崩壊が始まった。それは、礎石の瓦解が始まったからです。礎石が割れ砕ければ、その上の城塞もひとたまりもありません。

〝近代医学の父〟ウイルヒョウ

現代医学の虚妄と欺瞞のルーツを辿る。

すると、一人の人物に行き当たります。その名はルドルフ・ウイルヒョウ（一八二一～一九〇二）。（写真　出典『隠された造血の秘密』酒向猛著　Ｅｃｏ・クリエイティブ）

彼は、ドイツの病理学者。彼こそ〝医学の父〟と称される。さらには「一九世紀の巨人――医師、政治家、人類学者」と、驚くほどの肩書きを持っている。

彼は野心家であり、功名心も強かった。性格は攻撃的で論戦を好んだ。当時、鉄血宰相として、恐れられたビスマルクにも舌鋒鋭く論争を挑んだ。だから、国民的人気も高く、政治家、人類学者としても活躍。数多くの論文を残す多才ぶりだった。

そして、最後は、ベルリン医学会会長とベルリン大学学長の地位に上り詰める。その飛ぶ鳥を落とす勢いを医学研究者の酒向猛医師は、こう表現している。

「ウイルヒョウを現代の日本で例えれば、日本医師会会長で東京大学学長を兼ねており、さらに野党党首クラスの国会議員で国民的人気があり、有力なノーベル賞候補で、文化勲章受賞者というような人物を想像すればよい」（前書）

まさに、八面六臂。並の人物でない。さらに、彼は、意見、立場の異なる者には容赦なく攻撃、論破するほど好戦的だった。

「このような人物が発言すれば、その社会的影響力は絶大であり、たとえ間違いであっても、その発言は正論として疑いも持たれず通用することになりそうである」（酒向氏）

「事実、ウイルヒョウの主張は、当時のドイツでは、神のごとき権威を持ち、ウイルヒョウの一言が当時の医学会の方向性を大きく左右したのである」（同）

写真：ルドルフ・ウイルヒョウ

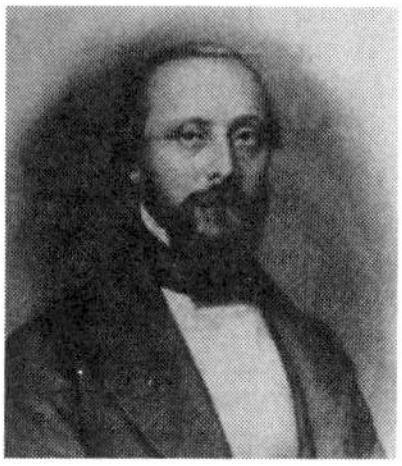

〝医学の父〟も自然治癒力に無知だった！

「生気論」を「機械論」で追放

では、〝神様〟は、いったいどのような主張をしたのか？

当時の生物学において、まったく二つの理論が対立していた。それが、「生気論」と「機械論」の対決だった。両者の違いを対比すると、次のようになる。

■「生気論」：動植物など生命の営みには物理化学的手法では解明出来ない非物質的な力が働いている。それは「生気」あるいは「霊気」などと表現される。

■「機械論」：生命現象は純粋に、物理化学的法則に従い、目に見えない生気とか神秘的な自然治癒力など、存在しない。

ウイルヒョウの科学的、哲学的な立場は、徹底した「機械論」者だった。

彼は、「生気論」者に、挑発的に論争を挑んだ。「『生気』なるものが、本当に存在するなら、科学的に証明してみろ」

これでは、「生気論」者に、分が悪いのは当然。「科学的に証明できない存在がある」と言っているのに、それを「科学的に証明しろ！」と挑発した。まさに、無理難題……。「生気論」者たちは、返答に窮した。ここで、ウイルヒョウは高らかに勝利宣言をし、〝迷信〟に囚われた「生気論」者を学界から徹底的に追放、弾圧したのである。

こうして、医学の神様は、生物学的「機械論」の上に勝利の旗を打ち立てた。

以来、近代医学から現代医学に至るまで、その根幹は「機械論」に徹頭徹尾、貫かれてしまった。さらに、この「生気論」vs「機械論」の対立は、哲学上では「観念論」vs「唯物論」に引き継がれている。

「二〇世紀になると、哲学では『唯物論』が、完全に勝利し、『観念論』を圧倒してしまったのである」（酒向氏）

「自然治癒力は無い」の大誤謬《ごびゅう》

――以上が、〝医学の父〟が、論争で「機械論」の勝利を無理やりもぎ取った顛末です。

以来、近代から現代医学にいたるまで、医学は「機械論」を根幹としてきたのです。

ここで、「生気論」と「機械論」の対立軸を振り返って欲しい。

「機械論」は「生命現象に神秘的な自然治癒力など存在しない」と断じている！

これは、ウイルヒョウの致命的失敗と言えます。まさに、〝医学の父〟の大誤謬。なぜなら、今や、自然治癒力の存在は、誰の目にも明らかだからです。

それよりも、何よりも、二千数百年前の医聖ヒポクラテスが、すでに自然治癒力の存在を喝破して、それを「一〇〇人の名医」に例えているのです。「ヒポクラテスの教え」は、その真理の高邁《こうまい》さゆえに、現代まで伝承され、医学者、看護士は、就任のとき、その「教え」を唱和することが、慣例となっています。

まさに、ヒポクラテスこそが、真に絶対的な〝医学の神〟なのです。

医学の虚妄と腐敗のルーツ

では、〝近代医学の父〟ウイルヒョウの立場は、どうなるのでしょう?

彼は、自然治癒力という〝生命の真理〟を徹底的に否定した大罪人です。

さらに、自らの名声と権力を駆使して、近代医学を非人道的な「機械論」へと導いた極悪人です。これら痛罵は、言い過ぎでしょうか？

そうは思いません。

ウイルヒョウは「神秘的な自然治癒力など、いっさい存在しない」と高らかに宣言した。

では、誰が、病気を、病人を治すのだ？

「それは、我々、医者であり、医薬であり、医術である！」

なんという奢《おご》り、なんという錯覚。ここから、近代から現代にいたる医学の虚妄と腐敗の悲劇が始まったのです。

しかし、ウイルヒョウの宣言を、莞爾《かんじ》とばかりに微笑んで、満足の拍手を送る連中がいたことを忘れてはならない。それはロックフェラー財閥に代表される国際的医療マフィアたちの満足の笑みだったのです。

医療の「まさか！」は命取りに

「人生には、三つの坂があります。上り坂、下り坂、そして、まさか！　です」

よく聞かされる教訓です。それは、まさに医療問題に、そっくり当てはまるでしょう。

これまで、書いてきたことでも、読んできたあなたには「まさか！」の連続だったかもしれません。しかし、さらなる驚きは続きます。ときには、この本を伏せたくなるかもしれません。しかし、医療の問題は、命に直結しています。命は二つとないのです。スペアはありません。しまった……と思った時は、もう遅いのです。ころばぬ先の杖ならぬ知恵を、しっかり身に付けてください。そして、あなたのお友達などに、ささやいて、教えてあげてください。残念ながらテレビ、新聞、メディアは、完全に医療を支配する国際的な〝闇の力〟に完全支配されています。口も目も封じられているのです。内部の者が書いたり、報道したりするとことは、不可能です。まず、大手広告代理店などが、目を光らせて厳しくチェックしています。それでも勇気を出して書いた先輩記者などもいます。彼らの末路は悲惨でした。左遷されたり、会社を追放されたり……。さらには、〝行方不明〟となった記者も何人もいます。あるいは、〝自殺体〟で発見されたり。これが日本のマスコミの実態なのです。

われわれに、残されている伝える手段は、クチコミだけなのです。

三分の二の薬は、「安全」「効果」もウソ八百

小保方バッシングの真実

STAP細胞で、小保方さんバッシングがありました。

彼女は、見えない巨大な力が操《あやつ》るマスコミの餌食になったのです。

マスコミの三つの戦略をご存じですか?

『煽《あお》る』、『落とす』、『逸《そら》す』――です。

STAP細胞騒動では、まず小保方さんを「夢の再生医療」のヒロインとしてブームを『煽り』、再生医療の欺瞞から国民の目を『逸《そら》す』。そして、論文の不備が発覚すると、一転、手のひら返しで彼女を『落とす』。高く持ち上げたほど、落とした衝撃は大きい。しかし、マスコミは、上げて、落として、〝二度おいしい〟のです。

STAP細胞の論文作製で、彼女は未熟だった。これは言い訳できない事実でしょう。しかし、わたしは、一連騒動に一向に驚かなかった。なぜなら、そんな医学論文の捏造《ねつぞう》など「みんなやっている」ことを知っていたからです。後述しますが、私はノバルティス詐欺犯罪から国民の目を逸らすためだったと確信しています。

新薬臨床試験三分の二はペテン

論文捏造は、あってあたりまえ。こういうと、眉をひそめるひとが、ほとんどでしょう。メンデルソン博士（前出）は、世界の医薬品に関する論文が、デタラメの極みであることを暴いています。

一九七五年、FDA（米食品医薬品局）は臨床試験を行っている医者を、無作為に抽出してチェックする抜き打ち検査を行った。

その結果には、唖然とします。
▼全体の二割がデータ改変など、あらゆる不正行為を行っていた。
▼全体の約三分の一が実際には臨床試験を行っていない！
▼さらに三分の一は、診療録（カルテ）に載っていないデータを捏造。

ＦＤＡは、こう結論づけています。

「臨床試験の結果に科学性を認められるのは、結局、全体の三分の一程度にすぎない」（『米医師会雑誌、ＪＡＭＡ』１９７５／１１／３）

白亜の病院で悪魔の〝黒魔術〟

この事実は、戦慄する現状を暴露しています。医薬品は「安全性」「効能効果」を証明する臨床試験結果に基づいて、国家が認可するものです。

ところが、その肝心の臨床試験の少なくとも三分の二が、捏造され、デタラメだった！　すると、その新薬の「安全性」「効能効果」もデッチアゲ。その、いかさまペテンデータで、新薬は国家の審査をスルーして、立派な（？）「医薬品」として流通販売されている。このクスリは、「安全性」も「効能」もペテンのインチキ薬にすぎない。

それが、何千億どころか何兆円もの売り上げで荒稼ぎする。これを、国際的サギ犯罪と言わず、なんと言ったらいいのでしょう。さらに「安全性」がペテンだった。なら、その恐ろしい副作用で命を落としている（殺されている！）人々も、何万、何十万、何百万という数にのぼるでしょう。

まさに、臨床試験の捏造は、毒薬を医薬に変える悪魔の〝魔法の杖〟だったのです。

つまり、初めから死神、悪魔によって仕組まれた黒魔術。それが、世界中の白亜の病院で厳《おごそ》かに行われている臨床試験なる〝儀式〟の正体だったのです。

同じことは、世界中の病院で横行しているのは、まちがいない。

ノバルティス詐欺犯罪で一兆二千億円

その一端が、ノバルティス・ファーマ社「降圧剤」（ディオパン）の不正で発覚しました。

同社は医者への対策費として年間二〇〇億円も使っていた、という。そして、日本国内の五つの大学医学部が、同社の〝黒魔術〟に参加した。臨床試験データを捏造し、ディオパンには「狭心症や心筋梗塞などにも効果がある」と偽論文をでっちあげた。それを、同社はＰＲパンフに大々的に掲載し、拡販に積極的に〝活用〟した。こうして詐欺薬ディオパンの売り上げは、一〇年で約一兆二〇〇〇億円にたっした、という。つまり、詐欺被害総額が一兆円を突破した……！

むろん、〝黒魔術〟ならぬ詐欺犯罪に荷担した五つの大学医学部には、一〜三億円程度の「寄

付金」（ワイロ！）が振り込まれた。（グラフB）

これらは、表に出た金額のみ。〃裏のカネ〃は、誰にも分からない。

一兆円を越える巨大詐欺犯罪。なのに、マスコミは、極力この事件を黙殺し、小保方さんバッシングに明け暮れた。不正レベルでは、こちらが何千、何万倍も罪が重い。しかし、マスコミの三大戦略『煽《あお》る』、『逸《そら》す』、『落とす』を忘れてはいけない。ＳＴＡＰ騒動は、このノバルティス巨大犯罪から、世間の目を『逸す』ために、使われたのです。

ノ社の詐欺犯罪も巨大氷山の一角にすぎない。抗ガン剤など、他の医薬品詐欺と比べれば、子どもだましみたいなもの。とにかく、世界で流通している医薬品類の少なくとも三分の二はペテン薬。「安全性」「効能」などはデ

グラフB：ノバルティスファーマの寄付金

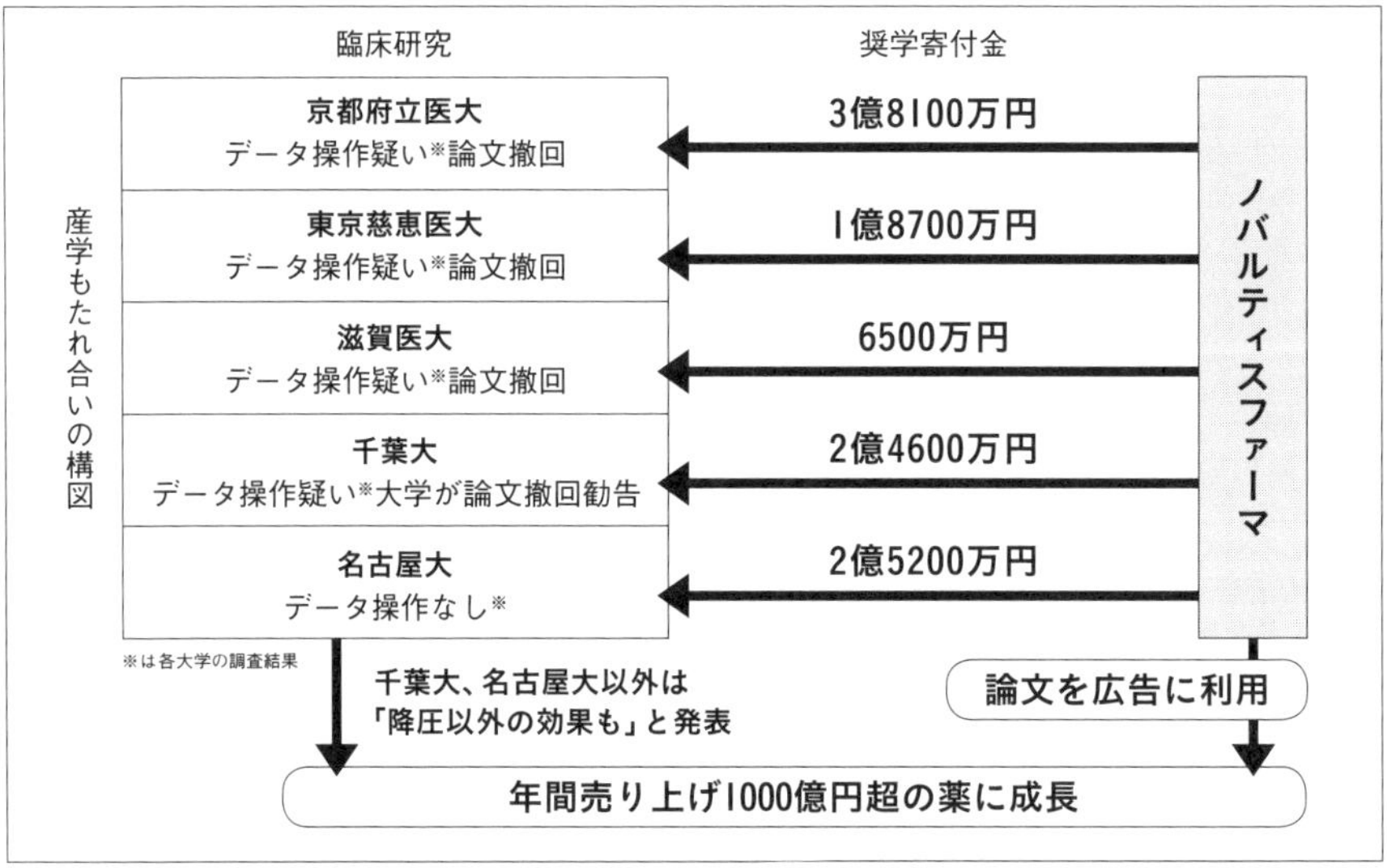

「東京新聞」2014年6月13日

タラメの限りの嘘八百、ただの〝毒薬〟なのです。

アメリカの四人のノーベル賞受賞者を含む委員会が同様チェックを行っています。医薬品に関する臨床試験を徹底精査した結果、やはり、同様の結論にいたったのです。

▼新薬の臨床試験はデタラメである。

▼諸悪の根源は、試験を行なう医者、研究者にある。

科学誌論文の半分以上が「無効」

科学誌『ネイチャー』に掲載された小保方さんのＳＴＡＰ論文に捏造、不正があった、と大騒ぎになりました。しかし、それも驚くほどのことではない。彼女だけをバッシングするのは、不公平というものです。

米科学基準局のリチャード・ロバーツ博士は証言しています。

「科学者が科学誌に発表するデータの半分あるいは、それ以上が『無効』である。研究者が正確にデータを測定したという証拠もなければ、首尾一貫して研究が行われたという証拠もない」

それを裏付ける証拠もある。科学論文の執筆者三七人に「根拠となったデータ」提出を求めると「回答者」三一人。（残りは回答不能）、「データを紛失した」二一人（五七％）、「データが届いた」はわずか七人（一九％）。しかし、これら七人も「極めて重大ミスが含まれ不可」と裁定された。

つまり、執筆者全員が〝全滅〟！　それは、エライ先生たちの科学論文が全滅した、ことを意味する。

こうなると科学者というより詐欺師という名称がふさわしい。

あなたは、アングリするほかないだろう。有名な権威（？）ある科学誌ですら、掲載された論文の半分以上がペテンとは！　もはや、アカデミズムの世界は堕落し、腐敗し、泥まみれ。それも無理もない。

あの近代〝医学の父〟ウイルヒョウからして、自然治癒力の存在を全否定した大ペテン師だったのですから……。（82ページ参照）

ちょっと検査に行って、遺体で戻ってくる

検査を受けたひとほど早く死ぬ

「主人の同僚が昨年、日赤で検査入院中に急死いたしました。輸血したそうです。奥さんは、強い不信感を語られました。ご近所の方も、最近、同じような亡くなり方をしているそうです、元気に『ちょっと検査してくるわ』と自分で車を運転して出かけて、遺体で帰宅するなんて……、と泣いておりました」（都幾川町、N・M子さん）

車を運転するくらいだから、健康そのものだったはず。それが、もの言わぬ遺体で戻る。この方は一〇〇%、検査で死亡したのです。病気をみつけるはずの検査で亡くなる。そんな、惨劇が全国で後を絶ちません。Nさんは、憤慨します。

「本当に検査が病人を作っていますね。みんな安易に検診していますけど、国民皆保健の弊害です」

そのとおり。検査は何のためにあるか？「病人を作るため」なのです。

「検査を受けたひとほど、早く死んでいます」

これは、拙著『五大検診は病人狩りビジネス』（ヒカルランド）等で取材した岡田正彦博士（予防医学、元新潟大学教授）の言葉です。

この決定的事実から、岡田博士は「いかなる検査も受けてはいけません」と断言するのです。日本屈指の予防医学の権威が「検査は〝病人狩り〟である」ことを、認めているのです。

五大検診とは（1）人間ドック、（2）脳ドック、（3）ガン検診、（4）メタボ検診、（5）定期健康診断です。

以下――、それがいかにペテンで、狡猾な〝病人狩り〟かを暴《あば》きます。

人間ドック九四％〝異常〟で病院送り

（一）人間ドック

日本では毎年約三〇〇万人が受けています。しかし、これは日本独自の〝奇習〟のです。世界で人間ドックがあるのは、日本だけです。なぜ、海外では存在しないのか？　外国ではドック検診など無意味なのが常識だからです。だから、ドックビジネスなど成り立たない。しかし、日本人だけは、病人狩りの〝罠〟に気づかない。まるで、成田山詣でのように律義に毎年、参拝する。なぜ、人間ドックが病人狩りなのか？　数値が歴然と物語ります。なんと、ドック受診者の九四％が〝異常〟と判定され、病院行きを命じられるのです。

じつに、わかりやすいハンティングです。

「異常なのは、本人でなく、数字のほうサ」

安保博士は（前出）、苦笑い。〝異常〟数値を低目にしておけば、健康なひとでも引っ掛かる。すると患者に〝異常〟ラベルを貼って、病院送り。実に、わかりやすい仕掛け罠。ハンティング・テクの典型が高血圧症。それまで一八〇だった数値を一三〇まで下げた。なら、誰でもひっかかる。そして、政府（厚労省）は「高血圧の患者が増えている」と平然とのたまう。国民は、こんな子どもだましにも、気づかない。これでは、知的レベルが疑われます。

一六〇万円儲け欲しさに開頭手術

(2)脳ドック

これも、世界で日本にしかない珍妙な医療ビジネス。仕事がない脳外科医たちが、病人ハンティングに乗り出した。引きずり込まれると、危険な血管造影剤を注入され、脳血管CT画像を見せられる。「ほら、脳動脈瘤があるでしょ。これは、いつ爆発してもおかしくない〝時限爆弾〟」と脅す。そして開頭手術を迫る。これで、病院は一六〇万円も儲かる。しかし、これが詐欺勧誘。脳外科医たちの学会ですら問題となった。動脈瘤破裂リスクを二〇～四〇倍に捏造して、膨らまし、患者や家族を騙していたことが発覚。こうして、なんと六割の脳外科医が患者を騙していた。サギの誘いにのって開頭手術を受けた人に悲惨な末路が待っている。まず、手術中の死亡が一%。五%には半身不随、水頭症などの重大後遺症が続発……。

これも、病人狩りの悲惨な犠牲者なのです。

ガン検診受けた人ほどガンで死ぬ

(3)ガン検診

「ガン検診、受けたひとほどガンで死に」

まさに、笑えぬ川柳です。その笑えぬ事実を証明したのが九二年、チェコ・リポート。六三〇〇人の成人男子をＡＢ二グループに分けた。

Ａ：半年に一度、肺ガン検診（Ｘ線撮影、喀検査）。Ｂ：何もしない。

三年間が経過後、残り三年は追跡調査を実施。その結果は、ふつうなら検診組Ａの方が肺ガンは少ないと思うはず。肺ガン予防を検診を受けたのだから、当然でしょう。ところが、結果は、肺ガン検診を受けたＡ群は、Ｂ群より一・三二倍、肺ガンを発症し、一・三六倍も肺ガンで死んでいた。さらに、総死亡率も検診組のほうが高かった。

「チェコ・リポートは統計学的にも完璧。この結果は決定的です」（岡田博士）

ガン検診を受けたひとほどガンで死ぬ――この学術論文を、なんと世界中のマスメディアは完全黙殺した。命令したのは、いうまでもなく国際医療マフィアでしょう。

ちなみに、日本でも同様報告があります。ある村でガン集団検診を止めたら、三年でガン死亡率が六％から二・二％に激減した。（近藤誠著『医者に殺されない四七の心得』アスコム）

メタボ健診で三〇六〇万人病院送り

（４）メタボ健診

これも、ロコツな病人狩りです。表向きは、メタボリック・シンドロームを防ぐというふれこみ。しかし、狙いは病人大量生産で荒稼ぎという目論見なのです。さらに悪質なのは、自治体から中高年に強制的な〝出頭命令〟が届くこと。こうして国民二人に一人（四〇〜七四才）に〝呼び出し〟が来る。わたしは、これを〝平成の赤紙〟（召集礼状）と名付けた。こうして、病院でメタボ健診を受けるとどうなるか？

メタボ基準は、たとえば、高血圧症の定義は一三〇にまで極端に下げられていた。だから、健康な人でも、高血圧症にでっちあげられる。このようにして、三〇六〇万人が、様々なインチキ基準に引っ掛かって〝病院送り〟。

わたしは告発書『メタボの暴走』（花伝社）で、こう告発しています。

「医療費『大爆発』、医療は『大崩壊』へ」「『健康人』を〝病人〟に仕立て荒稼ぎ。これは製薬メジャーの陰謀だ！」

病院に送り込まれた人達は、そこで「降圧剤」「コレステロール低下剤」「血糖降下剤」などを大量処方され薬漬けが待っている。すると、また、その副作用の認知症、筋肉融解症、低血糖症など、恐ろしい地獄が待っている。それら諸症状が出ると、さらに新たなクスリ漬けに引きずり込む。まさにイモづる式。病院という〝死の教会〟で、死神たちがイモづるをズルズル引っ張っている。そして地獄に引きずり込もうとしているのです。

これでも、気づかず、医者の言うなり。もはや思考力ゼロというしかない。

国家が発ガンX線撮影を強制

(5)定期健康診断

いわゆる定期健診です。

「これが一番問題です!」

取材のとき、温厚な岡田教授(前出)が大きな声を上げました。

「国家が発ガンX線被ばくを強要している。許せません。私は生きているうちに、このX線検査を止めさせたい」

一方、厚労省は「日本は、健診先進国。定期健診、受けましょう!」など、のどかな公共広告を流しています。そのホンネは、やはりガンなど病人の大量生産なのです。

「雇用主は、法的に定期健診が義務付けられています。やらないと罰則があります。従業員は受診が義務化されている。拒否すると解雇されても文句はいえない」(岡田博士)

そして、「胸部X線撮影」が強制される。

「チェコリポートを見ても、明らかに発ガンリスクがあります。それを、国家権力が強制する。許せません」(同)

しかし、目も耳も口も封じられた国民は、定期検診のX線が、それほど危険なものとは夢にも思わない。定期検診は、福祉でもなんでもない。死神の病人狩りであり、X線で発ガンさせる悪魔の罠なのです。即座に廃止されるべきです。

それまでは、体調不良などを口実に検査をボイコットしましょう。

肺より三百倍危険、胃ガン検診！・大腸ガンは九百倍

バリウム検査を最近やらない理由

世に危険な検査は多い。しかし、ガン検診ほど怖いものはありません。

チエコ・リポートで、わずか三年で六回X線撮影を受けただけで、肺ガンを発症し、一・三六倍も肺ガン死しているのです。

しかし、胃ガン、大腸ガン検診の戦慄は、そんなものではない。

胃ガン検診といえば、バリウムを飲む。これが、通例でした。しかし、最近、バリウム検診をあまり病院はすすめません。なぜでしょう？　それは、見つかるガンより、つくるガンの方が多いからでしょう。

胃壁はヒダが多い。そのため一方からの照射では異変を発見しにくい。だから、バリウムを飲ませた患者に三分くらい時間をかけて、TVモニターを見ながら八枚ていどX線写真を撮る。手慣れた医師が素早くやっても、X線被ばく量は胸部X線の少なくとも六倍。さらに、衝撃は続く。「人間ドックや病院で行われる胃ガン検査になると、被ばく量は胸部レントゲン検査の一〇〇～三〇〇倍にもたっします」（岡田正彦著『ガン検診の大罪』新潮社）

しかし、上には上がある。大腸ガンのバリウム検診のX線被ばく量は、最低でも胃ガン検査の三倍。だから、肺ガン検診の一八倍は被ばくすることになる。それだけ、発ガンリスクは、はねあがる。フィルム枚数が増えれば、さらに危険度は増す。最悪は、肺ガン検査リスクの九〇〇倍にたっする！

これが、胃ガン、大腸ガンのバリウム検査の実態です。

なにも知らず受けて胃ガンや大腸ガンを発症した。そんな犠牲者は、物凄い数にのぼるでしょう。だから、まず病院関係者が恐れをなした。ばれる前にやめろ！　こうしてバリウム検査が激減しているのです。

PETはペテン、CT検査で一割が発ガン

ＰＥＴは韓国と台湾以外は禁止

さらに、悪質なのがＰＥＴ検査。マスコミで「一ミリのガンも発見！」と大々的にＰＲしたため、一〇万円という高額治療費にもかかわらず人々が殺到した。しかし、その正体はすぐにばれた。ＰＥＴ検査の原理はつぎのようなもの。まずガン細胞がブドウ糖を多食することに目を付けた。つまりブドウ糖に放射性物質をくっつけるアイデア。すると、それはガンのある臓器に集中する。そこは、撮影すると白く光る……という発想。ところが突然、「ＰＥＴはペテン！」という結果が公表された。

国立ガン研究センターの調査で「八五％ものガンを見逃していた」衝撃事実が判明。さらに、ガンでないものをガンと誤診する致命的欠陥まで露見した。体内でブドウ糖が多く集まるのはガン腫瘍にかぎらない。脳はブドウ糖をエネルギー源にする。だから、ＰＥＴ撮影すると脳全体が真っ白に映る。さらに、炎症箇所にもブドウ糖が集まる。だから、ＰＥＴ検査で虫歯や扁桃腺炎もガンと誤診したという笑い話まである。

さらに、一ミリどころか数センチのガンを見逃していた。こうなると、ＰＥＴは、ペテン検診というしかない。だから、欧米などではガン検診には禁止という。日本以外でガン検診に許可されているのは、なんと韓国と台湾のみ。それほど、いい加減な診断装置なのです。

日本のガン患者一割はＣＴで発ガン

ＰＥＴより恐ろしいガン検診がある。

それがＣＴ検査です。よく「すべってもＣＴ」「ころんでもＣＴ」と言われるほど、病院で勧められる。

「とりあえずＣＴ撮っておきましょうね」

だから、「とりあえずＣＴ」。その理由は、一台一億円以上という高額ローンのため。最低でも約七〇〇〇人は検査しないと元が取れない。そこで、キャッチ商法なみに、なんでも、かんでもＣＴを浴びせる。

しかし、ＣＴ検査の原理は、レントゲン撮影と同じＸ線照射。その真実を、医者は言わない。患者は知らない。だから、Ｘ線とは無関係の検査装置だと錯覚している患者が多い。レントゲンとＣＴの違いは、デジカメとビデオに相当する。

レントゲン撮影は一枚ずつＸ線撮影する。それに対して、ＣＴはビデオ撮影のように多数枚のＸ線撮影を行う。当然、Ｘ線被ばく量は、ケタ外れとなる。

その被ばく量は、最低でもレントゲン撮影の三〇〇倍。上限はない。あなたは、クッキリ撮影されたＣＴ撮影の３Ｄ映像の説明さに驚くことがあるでしょう。それは画素数が極めて多いから。

それだけX線被ばく量もレントゲンの数千、数万倍と物凄い値になる。福島原発事故の比ではない。それほど、患者は知らないうちに大量被ばくさせられる。

驚いたことに、医療従事者には、被ばく上限はある。しかし、患者にはない。その被ばく量も青天井。そして、いうまでもなくX線には、強い発ガン作用がある。

つまり、CT装置の正体は、強烈な発ガン装置なのです。

「日本人のガン患者のうち、約一割はCT検査により発ガンしている」（近藤誠医師）

つまり、ガン検診を騙って、じつは密かにガン患者を大量生産していたです。

これは、大量詐欺、大量欺瞞以外に、なんと呼んだらいいのでしょう？

そして、CT検査はペテンPET検査と抱き合わせで、今日も、全国の病院で患者に発ガンX線を浴びせているのです。

検診で、見つかるガンはガンでない

日本ではガン、欧米はガンでない

「検診で、見つかるガンはガンではありません」

あなたは、耳を疑うでしょう。これは、近藤誠医師の衝撃コメントです。

それは、何かと尋ねたら、彼は明言しました。

「がんもどき（良性腫瘍）です」

つまり、日本の〝ガン患者〟で、ガンでないのにガンと宣告された人があまりに多い。その例として、彼は初期の胃ガンと、大腸ガンをあげます。

あなたは、信じられるか？

欧米ではガンでないのに、日本ではガンと騙され手術されている。それが「早期胃ガン」。すぐに胃の早期切除と抗ガン剤投与が強行される。しかし、それは欧米医学界では「異型上皮」と呼ばれ、ガンと区別される。上皮とは組織の外側を覆う表皮のこと。そこに病変ができただけ。口内炎で水疱やタダレができることは、よくある。それを、ガンだと言ったら笑われる。しかし、それが、胃壁にできると日本の医学界は「早期胃ガンだ！」と胃を摘出し、患者を抗ガン剤漬けにしてしまう。

しかし欧米の医者は「ノット、キャンサー」でお終い。何もしない。「ノープロブレム」で返される。どちらが正しいか？　欧米医学界が正しい。それはいうまでもない。

さらに悪質なのが、初期大腸ガン。これもでっちあげ診断。大腸粘膜に、やはりタダレなどがあると、日本では大腸粘膜ガンなどといって、大腸を切り取る。しかし、欧米では、これも「異型上皮」でノープロブレム。内視鏡でホリープが見つかる。すると日本の医師たちは「ポリープガンです。切除手術を」と迫る。しかし、欧米では「高度異形成」と呼んで、問題外。やはり治療もしない。

日本の医学界が、いかに詐欺的、悪魔的なことか。あなたは声もないはずです。

前立腺〝ガン〟の九八％は良性

ガンではないのに、〝ガン〟と診断される。

その典型が、男性の前立腺ガンです。近藤医師によると「日本人の前立腺ガンで、悪性はわずか二％。あとは、良性です」。つまり、本物の前立腺ガンは五〇人に一人。残り四九人は、良性なのです。それは、たんなる前立腺肥大や炎症などの類いをガンと騙されている。ちなみに、前立腺ガンの指標とされてきたＰＳＡマーカーも、米政府は「誤診を招く」と実質、禁止しています。マーカーを信じて一喜一憂してきた患者は、いい面の皮です。よくもまあ、ここまでガン医療の世界で詐欺と恐喝が通用してきたものと呆れます。

しかし、医者は、九八％の良性患者に、執拗に手術を勧めます。手術を強行すると悲劇が待っています。半数は小便を垂れ流し、一生オシメの世話にならなければならない。そして、男性機能は永遠に失われます。なんという悲劇、なんという犯罪……。低度の差はあれ、アメリカやイギリスでも、良性なのに前立腺ガンと〃誤診〃されるケースがあまりに多い。

死亡数が横ばいなのに、発見数が極端に増えています。その増えた分がつまり、〃がんもどき〃というわけです。

上皮内ガンに保険が支払われない訳

ガンではない〃がんもどき〃が、ガンにでっちあげられているケースは多い。

その典型が子宮ガン（グラフC）。発見数は急激に増えているのに、死亡数は横ばいです。つまりは、急激に増えたのは、子宮ガンでない。それは、正確には「上皮内ガン」と命名されているが、正体は、初期胃ガンと同じ「異型上皮」。このように上皮内ガンは、そもそもガンではなく、〃ただれ〃のような異変にすぎ

グラフC：スウェーデンにおける子宮ガン発見数と死亡数の推移

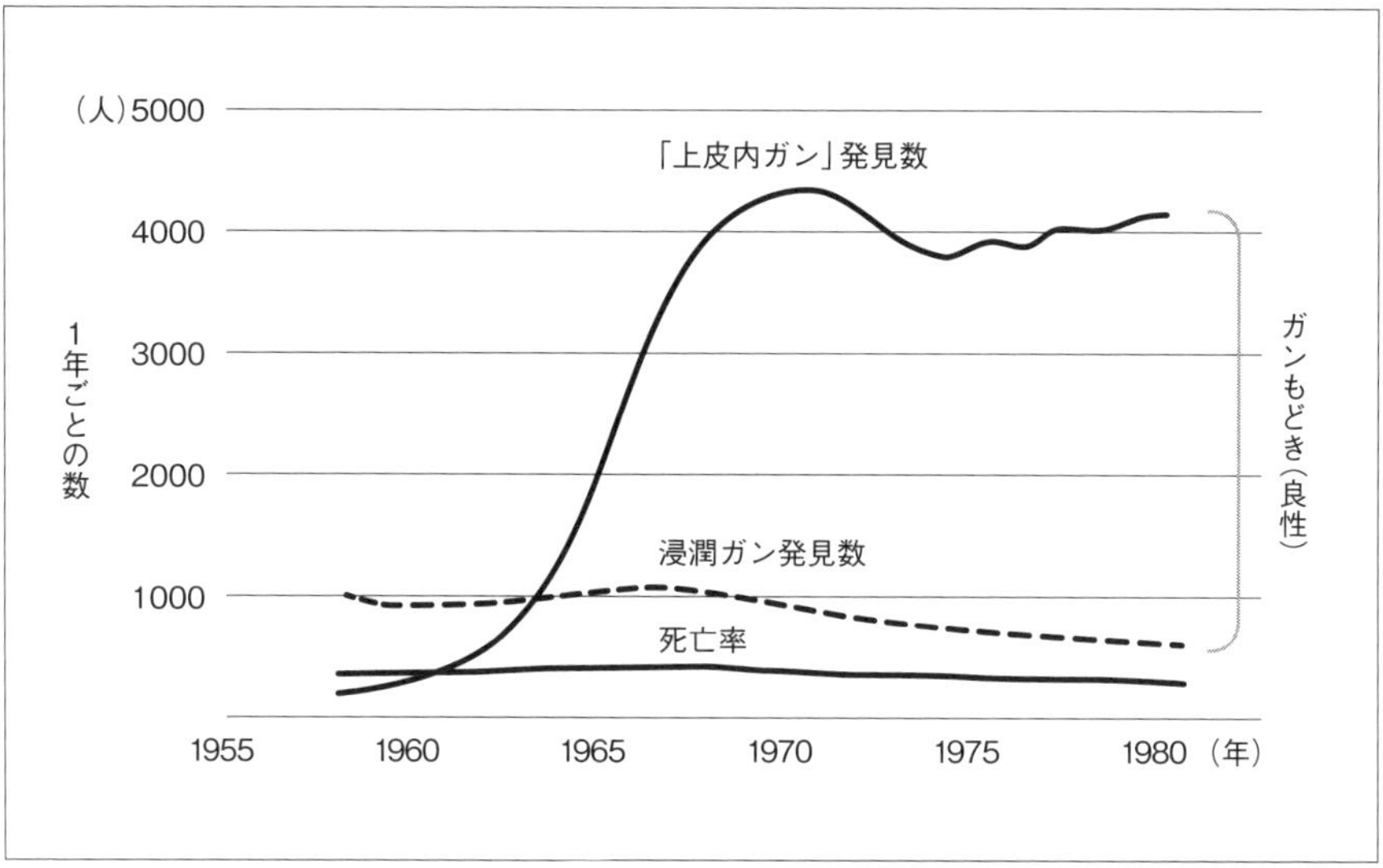

『受けた人ほど早死にする「五大検診」は病人狩りビジネス！』（ヒカルランド）近藤　誠先生 提供

ない。だから治るのも当然。

医者が「最近は、治療の進化でガンも治るようになった」と自慢するが、それは、これらはもともとガンでもない病変を〝ガン〟にでっちあげていた、という落ちがつく。

これらがガンでない証拠が、以外なところでばれている。

それがガン保険の詐欺的ワナ。身内がガンで亡くなった。幸いにもガン保険をかけていた。保険金を受け取りにいく。すると丁重に断られる。

「ガンで死んだのに、ガン保険が支払われないとは、なんだ！」

声を荒立てる。すると、先方は、契約書の隅に小さく印刷された文字を示す。そこには、こう書かれている。

「上皮内ガンは、保険の支払い対象とはなりません」

彼らは、ハナから、それが「ガンではない」ことを知っているのです。

病理医が、気分で決めるガン検診

テキトーに「ガン！」「ガンでない！」

「現代医学は、ガン細胞の定義を諦めました」（近藤誠医師）
この言葉に耳を疑いました。その根拠を質問すると、以下の回答が返ってきたのです。従来、無限に増殖して宿主の患者を死なせる悪性細胞を、ガン細胞と定義づけてきた。しかし、顕微鏡による細胞検診を進めるうちに、ガン細胞が判からなくなってきた。見るからに醜悪でも、大人しい細胞もある。逆に、大人しそうで凶悪な細胞もある。そこで「今の現代医学には、ガン細胞の定義がない」という。

それは、おかしい、とわたしは反論しました。ガン検診で、最後は細胞組織を送って、病理医が顕微鏡検査で「これはガン」「ガンではない」と識別している。

「定義がないのに、病理医は、どうして両者を判別しているのですか？」

近藤医師の回答は、仰天するものでした。

「じつにいい質問です。彼らは〝気分〟で決めているのです」

「気分でッ？」。わたしは、思わず叫びそうになった。

「その証拠に彼らは、午前中に〝ガン〟と判定した細胞標本を、夕方には平気で〝ガンではない〟と言います」

わたしは、絶句して言葉もなかった。つまり、病理医は、気分で、テキトーに「ガン！」と「ガンでない！」をふり分けている。その結果は、患者の元に通知される。

「告知」封筒を開いた家族は、顔面蒼白となる。娘は妻は、泣き崩れるだろう。当人の膝も震えている。しかし……。それが、病理医の気分で決められ、なんの根拠もない〝告知〟なのだ。その事実を知ったら、まさに、それは壮大なる悲喜劇……。

ガン患者一人一〇〇〇万円の儲け

「それだけでは、ありませんよ」

近藤医師は、付け足した。

「外科の方から、病理に『怪しいのは、全部ガンにするように』と指示が来る。だから、グレイゾーンの奴は、みんなガンということにする」

さらに、私は息を呑む。これで、〝ガン患者〟が〝がんもどき〟だらけなのが、理解できた。つまり、病院側は、ガン患者が増えてくれたほうが、ありがたい。

なぜなら、ガン患者一人で平均一〇〇〇万円も儲かるから（アメリカでは三〇〇〇万円とか！）。だから、怪しいというより、ガンでもない患者も、ひっくるめて〝ガン〟にでっちあげる。

それを信じて、泣き崩れる家族や、顔面蒼白の当人も、いい面の皮。まさか、気分でガンでもないのに、ガン患者にでっちあげられたなど、夢にも思わない。だから、「検診で見つかるガンはガンでない」と冒頭に述べた近藤医師の真意がよく理解できる。

乳ガン検診もデタラメだった

ガン検診のデタラメさは、まさに底無し沼。女性の乳ガン検診といえば、だれでもマンモグラフィ検査を思い出す。これは、乳房を上下からはさんでX線照射を行い乳ガンを発見する……という。

ところが岡田博士（前出）は「乳ガン検診の〝効果〟に根拠はない」と断言する。つまりは、乳ガン検診の意味はない。それを裏付けるようにアメリカ政府も最近「マンモグラフィ検査に効果はない」と実質的〝禁止〟を公表した。

なぜか？　マンモグラフィが、乳腺炎など、ガンでないものを、ガンと誤診しているからです。さらに、発ガン性のある強いX線を乳房に照射するため、逆にガンを発生させる危険性がある。

こうなると、肺ガン、胃ガン、大腸ガンのX線検診と、まったく同じブラックユーモアの世界。なのに、日本の厚労省は、これら世界の動きには知らぬ顔をして、乳ガン検診を積極的にキャンペーンで推進している。それが〝ピンクリボン〟運動です。

まさに、羊の群れを先導するような典型的な〝洗脳〟政策。彼らは、悪魔的な国際的な医療利権と、抜き難く癒着しているのです。

厚労省は国際医療マフィアの支部

近藤医師は、かつてわたしの取材にこう答えた。

「ガン産業というのがあるんです」

「いわゆるガン・ビジネスですね」

「そうです。その中枢が、国家なんです」

つまり、国家は、ロックフェラー財閥を中心とする国際医療マフィアの出先機関ということです。さしずめ、厚労省は彼らの日本支部。国内の医療利権を統括支配する中央指令本部なのです。つまり厚労省は、医療マフィアの巣窟であった。国民の健康や権利を保証してくれると思ったら大まちがい。だから、たとえば「肺ガン検診を受けるほど肺ガンが増える」決定的事実を証明したチェコ・リポートが九二年、公表されると、厚労省は焦ったのか、その後、次のようなでっちあげデータを捏造した。

「毎年、肺ガン検診を受けると死亡率が半減する」

岡田博士は、真っ向から批判する。

「明らかに偽データで操作されています。でっちあげです」

近藤医師も呆れ返る。

「所詮、屁理屈。学問的には恥の上塗りです」

しかし、このペテン報告を、厚労省は大々的にマスコミに発表。もういっぽうのチェコ・リポートは完全黙殺した新聞、テレビは、この捏造報告を「ガン検診で死亡半減!!」と大々的に報道した。羊のごとき従順な、日本の善男善女が、それを信じるのも当然です。まさか、国家が国際医療マフィアの〝出先機関〟などと夢にも思わないからです。

抗ガン剤はガンを治せず、死に至らせる

大変な猛毒と認めた厚労省

抗ガン剤は超猛毒です。抗ガン剤治療の正体は、〝毒殺〟だったのです。

こう書いても、ほとんどのひとは、まさか！　と首を振るでしょう。

そんなことは、NHKも言っていない。新聞も書いていない。政府も言っていない。だから、信じられない。まだ、あなたは〝洗脳〟が解けていませんね。

これまで、マスメディアも政府も、地球を支配する国際的な巨体勢力の支配下にある、と指摘してきました。だから、抗ガン剤が超猛毒なんて、政府もメディアも公表できるわけがない。

ところが、一〇年前、わたしは時の厚労省を電話で直撃取材したことがあります。対応したのは抗ガン剤の責任者、K技官です。

わたしは単刀直入に尋ねました。

――抗ガン剤って、ガンを治せるのですか？

K技官：お答えします。抗ガン剤がガンを治せないのは周知の事実です。

――エッ、本当ですか！　抗ガン剤は毒性があると、聞いたのですが。

K技官：大変な猛毒物です。

――ガンを治せないのに、ガン患者に猛毒を打っている！　患者は、その毒で死ぬんじゃないですか？

K技官：そういう方が、大変大勢いらっしゃる……。

――それは、つまり〝毒殺〟じゃないですか？

K技官：まあ、いや、それは……。（言葉を濁す）

――抗ガン剤には、発ガンがあると聞いたのですが。

K技官：大変な発ガン物質です。

――エッ、発ガン物質をガン患者に打っている。それでは、新しいガンができてしまうでしょう。

K技官：そういう方が大変大勢いらっしゃる……。（拙著『抗ガン剤で殺される』花伝社より）

無知はあなたと、家族を殺す

ここに、抗ガン剤の正体すべてが、語り尽くされています。

K技官は、よくぞ、ここまで正直に語ったものだと思います。しかし、日本国民の九九％は、この真実をまったく知らされていません。こんな、単純な事実をNHKも流さない。新聞も一行一句書けない。以来、わたしは、一〇年にわたってガン治療の地獄と暗黒を、徹底的に取材し、告発を続けてきました。

それは、前書の他、『ガンで死んだら110番、愛する人は殺された』（五月書房）、『ガンにならないゾ!宣言（上下）』、『抗ガン剤の悪夢』、『病院に行かずに治すガン療法』、『ガンになったら読む一〇冊の本』、『ガンは治る、治せる』（以上、花伝社）、『五大検診は病人狩りビジネス』、『新ガン革命』（ヒカルランド）、『ガン検診は受けてはいけない』、『クスリは飲んではいけない』（徳間書店）、『病院で殺される』（三五館）などの本をひたすら、書き続けてきたのです。

いまだ、抗ガン剤がガンに効く……と、信じきっている人は、あまりに多い。そんな人は、これらの本を一冊でもいいから、読んでください。

無知は罪です。知ろうとしないのは、さらに深い罪なのです。

「抗ガン剤で殺される、なんてデマだ」と、せせら笑う前に、これらの本を一冊でも読みなさい！無知は、あなたの命を奪います。あなたの家族の命も奪うのです。

「抗ガン剤をやめさせたら、親戚の者が、何でやめた！　と怒鳴り込んできました」

そんな、相談を何件も受けます。〝洗脳〟による無知は狂気に通じます。それは、まさに狂った家畜と同じです。「知」は「力」です。まずは、知ってください、学んでください。

ＷＨＯが抗ガン剤「全面禁止」勧告の衝撃

在庫一掃まで延期を泣き付く？

昨年夏、一つの衝撃ニュースが、クチコミで広がりました。

それは、「ＷＨＯ（世界保健機構）が、抗ガン剤を禁止した」というショッキングなものでした。しかし、不思議なことにマスコミも政府も、沈黙したまま。メディアにも一行一字、流されません。しかし、ネットなどで〝未確認〟情報として、飛び交ったのです。それは、決定的情報だったようです。

ＷＨＯ理事会は、五月の理事会で「抗ガン剤を用いるガン化学療法（キモセラピー）は、極めて危険性が高く、加盟国政府に全面禁止を勧告する」と決議したという。

これには、各国政府というより製薬会社が凍り付きました。医療業界も顔面蒼白です。なぜなら、抗ガン剤治療は、病院での〝稼ぎ頭〟だったからです。最大の収入源を失う。そこで、国内ガン利権の中央司令部である厚労省は、焦って、WHOに泣き付いた。

「まだ、医療現場や製薬メーカーに、大量に抗ガン剤の在庫がある。それを、使いきるまで、禁止の猶予を願いたい」

この裏話こそが、WHO抗ガン剤禁止ニュースの配信が差し止められ、潰された理由なのでしょう。国民は、ここまで馬鹿にされている。蚊帳の外というより、完全に家畜並みのあつかいです。(〝かれら〟は、国民を家畜としかみていない)

抗ガン剤で大量死亡の一〇大証拠

抗ガン剤はガンを兇暴化させる

わたしは一〇年来にわたって、抗ガン剤を告発し続けてきました。

その根拠を、ここに示します。反論できる者は皆無でしょう。

(1)デヴュタ証言(一九八五年):抗ガン剤は無力で、ガンを凶悪化させるだけ

アメリカ国立ガン研究所（ＮＣＩ）のデヴュタ所長は、「抗ガン剤治療は無力だ」と議会で衝撃証言を行っています。

「抗ガン剤を投与して、ごく一部の腫瘍が縮小するのは事実だが、ガン細胞は、すぐに、みずからの遺伝子（ＡＤＧ：反抗ガン剤遺伝子）を変化させ、抗ガン剤の毒性を無力化してしまう。これは、農薬に害虫が耐性を獲得することと同じメカニズムである」。

逆に、超猛毒の抗ガン剤が、ガン細胞の遺伝子を変化させ、より凶悪な〝スーパー・キャンサー〟をつくりだしてしまう。つまり、抗ガン剤はガンを治すどころか、凶暴化させる。国際医療マフィアは、とっくにその事実を知っていた。じつは、ガンの悪性化こそが、抗ガン剤投与の〝真の目的〟だったのです。

複数投与群の死者七〜一〇倍

(2)東海岸リポート(一九八五年):抗ガン剤が複数ほど、早く、多く死ぬ

米国東部のニューヨーク大、シカゴ大など二〇近い大学・医療機関が参加。抗ガン剤の「評価」実験の決定的リポート。

▼**対象**：肺ガン患者七四三人（第四期）。▼**四グループ分類**：①三種類投与、②二種類、③一種類A、④一種類B。▼**縮小率**：腫瘍の縮小効果化は①二〇％、②一三％、③A、九％、④B、六％。（複数投与ほど、縮小率は大きいが）、▼**副作用死**：複数投与群①②は、「投与後、数週間で死亡者が続出」。死者は単数投与群③④の七～一〇倍にたっした。▼**生存期間**：もっとも早死には三種投与の①群。そして、「生存期間」が一番長かったのは、腫瘍縮小効果が六％と、もっとも低かった④B群だった。▼**リバウンド効果**：いったん縮小した腫瘍も五～八か月で、元の大きさに再増殖した。そして、増殖を続け、最後は患者を殺したのである。（抗ガン剤、効能判定で腫瘍縮小期間を「一か月以内」としているのは、リバウンドがばれないため）。

※ちなみに、「生存期間」「再増殖までの期間」が、いずれも長かったのは放射線治療一度も受けなかった患者たちだった。つまり、放射線治療も「生存期間を縮め」「ガンを再増殖させる」ことが判明した。

抗ガン剤は強烈増ガン剤である

(3)NCI報告(一九八八年)：ガン患者に新たなガンが発生

NCI（米国立ガン研究所）は「ガンの病因学」という数千ページに及ぶ論文を公表。その中で次のように断定している。

「抗ガン剤は強力な発ガン物質である。投与されたガン患者の別の臓器・器官に新たなガン（二次ガン）を発生させる」

つまり、アメリカ政府の公的機関は、すでに三〇年近く前に「抗ガン剤は、強烈な増ガン剤である」ことを確認していたのです。

(4)OTAリポート(一九九〇年)：通常医療は無意味と結論付けた

ＯＴＡとは米政府の公的調査機関。そこが、ガンの三大療法（抗ガン剤、放射線、手術）の危険性、無効性を断定している。

「抗ガン剤治療は、効果が極めて小さい。副作用リスクは極めて大きい。これとは対照的に、代替療法は、三大療法で治らないとされた末期ガンが、たくさん治っている」。

ここでいう代替療法とは、食事、栄養、冥想、運動、呼吸、心理、笑いなどの療法です。ＯＴＡリポートは、こう結論づけています。

「これら代替療法の成果を正当に評価する作業を進めるべきである」。

じつにほれぼれする内容です。米国政府内にも、まだ良識派が存在することが同リポートで、はっきりわかります。

(5)チェコ・リポート(一九九二年)：ガン検診を受けた人ほど発ガン

前述のように喫煙男性六三〇〇人を対象に、Ａ：ガン検診グループ、Ｂ：非検診グループに分類。

Ａ：年二回、肺ガン検診を三年間受けた。検診内容は「胸部Ｘ線撮影」「咳、細胞検診」

B：一切、検診なし。

三年後の結果――。

▼肺ガン発生率：A：一〇八人、B：八二人、（ガン検診組が一・三二倍発ガン）

▼肺ガン死亡率：A：六四人、B：四七人、（ガン検診組が一・三六倍も肺ガン死）

▼総死亡率：A：三四一人、B：二九三人、（検診組ほうが死亡率一・一六倍増）

肺ガン検診組のほうが肺ガン、肺ガン死、総死亡率が高かった最大原因は、X線被ばくによる。

さらに、抗ガン剤、手術などが逆に死期を早めたのです。

食事療法こそベストの治療法だ

（6）マクガバン報告（一九七七年）：米政府が食事療法の劇的効果を承認した

五〇〇〇ページにおよぶ米国上院の公式報告書。指揮を執ったマクガバン上院議員の名前からマクガバン報告（M報告）と呼ばれる。先進諸国を悩ませるガン、心臓病、糖尿病、高血圧、さらに精神病などの最大原因は、食べまちがいにある、と結論づけている。たとえば、肉食者の大腸ガン死は五倍など、米国民の誤った食生活が、ガンなど生活習慣病の多発原因である、と断定している。その元凶は高カロリー、高たんぱく、高脂肪、高精白、高砂糖の〝五高食品〟と指摘。

これらを改めると、アメリカ人の健康は劇的に改善されると結論づけている。食の改善で、具体的に、ガンは発生も死亡も約二〇％減らせる。心臓病も二五％、糖尿病も約五〇減らせる。これは米国政府が「食事療法」の劇的効果を公的に認めたことを証明します。

(7)チャイナ・スタディ(二〇〇五年)：動物たんぱくは史上最悪の発ガン物質

アメリカと中国による合同研究「チャイナ・プロジェクト」の集大成。両国の食事と健康を徹底比較することで、米国人の食事の過ちが浮き彫りになった。たとえば、中国男性に比べて、米国男性の心臓病マヒの死亡率は、なんと一七倍！　さらに米国女性の乳ガン死も中国女性の五倍。これらは、食事を改めることで劇的に改善されます。衝撃的事実も判明している。

「動物たんぱくこそ史上最悪の発ガン物質だった！」（コリン・キャンベル博士　コーネル大）。

動物たんぱく（牛乳カゼイン）をカロリー比、一〇％から二〇％に増やすだけでガン病巣は一一倍に増殖。五％を二〇％にするとガンは二〇倍と、爆発的に増殖した。さらに、動物たんぱくの発ガン率は、植物たんぱくの八倍にたっしていた。

これは、ベジタリズム（菜食主義）こそ、ガン予防と治療にベストの道であることを、証明するものです。

(8)ウイスコンシン大報告(二〇〇九年)：少食こそ万病予防と治療の妙法

これはカロリー制限こそ、ガンや老化防止の決め手であることを立証した。腹七分の少食サルは、一〇分の飽食サルに比べて▼**生存率**：一・六倍。▼**加齢死**：約三分の一、▼**ガン・心臓病死**：飽食群の半分未満。▼**糖尿病死**：腹七分サルはゼロ。このような大差がついた理由は、一九九九年、発表された長寿遺伝子サーチュインの働きであることが解明されている。さらにカロリーを六割に制限したネズミの寿命は二倍！（マッケイ報告）

これらの報告は、ガン、心臓病をはじめ、あらゆる病気予防と治療、そして若さを保つためにも、カロリー制限（少食、断食、ファスティング）こそ、ベストの方法であることを証明しています。

ガン死四、五〇倍の毒ガスが抗ガン剤に！

(9)毒ガス兵器と抗ガン剤：大量殺戮兵器が抗ガン剤に化けた！

抗ガン剤が大量殺戮の〝兵器〟であることの証明です。

抗ガン剤のルーツは、第一次世界大戦で開発された毒ガス兵器にさかのぼる。それは、マスタードガスと呼ばれ、敵兵の呼吸器をただれさせ、窒息死させた。別名〝びらんガス〟。一九二八年に化学兵器・生物兵器禁止条約（ジェノバ条約）が締結されたが、加盟国は、どこも裏で、化学兵器を造り続けた。その毒性は、戦慄するほかない。旧日本軍も広島県、大久野島の毒ガス工場で密かにマスタードガス等を製造、その毒性は、約六五〇〇人の従業員たちの多くがガンで倒れたことで判明した。広島大医学部の研究によれば、その発ガン死亡率は、通常の四一倍、肺ガンに限ると五〇倍という驚愕の発ガン性を示した。

第二次大戦終結で、各国に大量のマスタードガスが余った。それに目を付けたのがロックフェラー研究所。彼らは、マスタードガスから、なんと抗ガン剤の製造を始めた。担当した研究者は、信じられないことにノーベル生理・医学賞を受賞している。裏でロックフェラー財閥の巨大な政治力が働いたことは、まちがいない。

マスタードガスは発ガン死四〇～五〇倍という驚倒する猛烈発ガン物質。それを、抗ガン剤に化けさせた。その発想に背筋が凍る。ガン患者に打てばガンは爆発的に悪性化し、増殖して、最後、患者は悶死する。その研究者にノーベル賞授与!?　悪い冗談ではすまされない。

毒ガスを抗ガン剤！　よそでは言うな

森下敬一博士（前述）は、証言します。

「私が大学を出た一九五〇年当時に、使われていた抗ガン剤は一種類『ナイトロミン』しかありませんでした。『ナイトロミン』とは、ナイトロジェン・マスタードのニトロという意味。私は大学病院に派遣された直後、内科の教授から呼ばれ『ナイトロミン』について調べてくれないか、と言われました。翌年、その教授は抗ガン剤について特別講演をされる予定だったからです。あちらこちら大学などを駆けずり回って調べ教授に報告しました。『毒ガスを抗ガン剤に使うとは、どうなんでしょうね?』と呟いたら『ここだけならいいが、よそでは言うな』と言われました」

この毒ガス抗ガン剤は、その後、「シクロホスファミド」など、毒ガス兵器の痕跡を残さないような名称に変えられ、抗ガン剤の主力商品として大量販売され、人類を〝大量弑逆〟してきた。この毒ガス由来の抗ガン剤は、全抗ガン剤の約八割を占めるという。

〝がんもどき〟をガンに仕上げる

近藤誠医師は、「検診で見つかる〝ガン〟はガンではない」と断言しましたいわゆる良性の〝がんもどき〟を「ガンだ」とだまして治療に引きずり込む。それが、ガン・マフィアの手口の第一段階。次は、これらの患者にマスタードガス由来の猛烈発ガン作用のある抗ガン剤を大量投与する。なにしろ、原料のマスタードガスは発ガン死四〇〜五〇倍。これで、良性〝がんもどき〟も、兇暴、悪性化して、本物のガンに〝成長〟する。これが第二段階。

「ガンが悪化してきましたね。抗ガン剤の量を増やしましょう」

で、さらに抗ガン剤の売り上げ増で稼ぐ。

ガン腫瘍が肥大化すれば「大丈夫、手術で切除しましょう」で、手術で稼ぐ。これが第三段階。

さらに悪化すると「抗ガン剤も手術の無理なので、放射線で叩きましょう」。これが四段階……。

こうして、患者は衰弱、末期になると、「当病院では、やることに全てやりました。後は、ご自宅にお帰りください」。つまり、病院で死なれては迷惑なので、病院から追い出す。これが、仕上げの五段階……。

患者は枯れ木のように衰弱し、果てのその先に死神が静かに待っている。

「輸血」は免疫力を低下させる発ガン治療

(10)「輸血」の闇：輸血するとガン再発が四・六倍

『血液の闇』(三五館)を内海聡医師と共著で書きました。輸血は——近代医学、最大の失敗——それが結論です。

国内では、年間一二〇万人が受けています。そのうちガン患者は四二％。つまり輸血の半分弱はガン患者に行われているのです。本書は輸血自体が、まったく有害無益な医療行為である、と結論づけています。輸血は、もっとも頻繁に行われている〝臓器移植〟なのです。免疫拒絶反応や感染症など、その毒性は底無しです。

たとえば、集中治療室の患者を比較しても少量輸血している組と、大量輸血組では、後者のほうが二倍も死んでいるのです。それほど、輸血の〝毒性〟は凄まじい。

最大の盲点は、ガン患者の免疫力を極端に低下させることです。免疫拒絶反応による症状を身体は、避けるため、みずからの免疫力を下げて、輸血された血液と、なんとか折り合いをつけて共存を許るのです。つまり、輸血は免疫力を極端に低下させる。ガン患者にとっては、致命的です。免疫力が弱れば、ガン細胞は、増殖、転移、再発します。じっさい、喉頭ガン患者に、輸血を行うと、ガン再発率は四・六倍もはねあがります。

輸血は、強烈な発ガン治療だったのです。しかし、この驚愕事実に、医学界は完全に無知です。しかし、知らなかったで済まされる問題ではありません。

――以上、(1)から(10)項目はガン治療が実は、大量弑逆の〝欠陥〟医療であることの証明です。

これらの指摘に対して、医学界からの反論はゼロです。彼らは、ただ苦渋の顔で沈黙するしかないのです。

博士論文を破り捨てた学部長

ちなみに「ガンで死んだ」とされるガン患者の八〇%は、じつはガン治療で死亡していた、という研究報告があります。それは岡山大学医学部付属病院のデータ。

インターンの一人の医師が、あることに気づいた。ガン患者に抗ガン剤、放射線、手術の三大療法をいくら施してもガン死は減らない。そこで、一年間で死亡した患者のカルテを精査してみた。すると、ガンで死んだとされる患者の死因が「ガンでない」ことに気づいた。

その多くは肺炎、インフルエンザ、院内感染、カンジダ症などの感染症でした。

なぜ、ガン患者は、最後に感染症で息を引き取るのか。それは、抗ガン剤、放射線さらに手術が、強烈な副作用で患者の免疫力を極端に引き下げてしまうからです。とくに、抗ガン剤は患者の免疫系を致命的に破壊します。こうして、直接死因を判別すると、なんとガン死とされたガン患者の八〇％はガンでなく、ガン治療が原因で死亡していることが判ったのです。

この若いインターン医師は、この結果を博士論文にまとめ、学部長の所に持参しました。論文を通読した学部長は、なんとその場で、論文を破り捨てた、というのです。

「こんなことが、世に知られたらタダではすまないぞ！」

これが、日本のガン治療の赤裸々な姿です。

わたしの試算では、日本の医者は、平均で一人一〇〇〇人のガン患者を死なせています。これは、医者に殺意はまったくなかった、とはいえ〝殺している〟ことと同じです。

ガンの医者、千人殺して、一人前なのです。

あなたは、目の前が暗くなったはずです。

犠牲者は太平洋戦争の五～六倍

ガン死で処理された患者の八〇%が、実はガン治療の副作用の犠牲者だった。

なら、現在、日本でのガン死亡者は三六万人といわれます。（厚労省発表）すると、その八〇%、二九万人は、じつはガンでなく、ガン治療で死亡したことになります。最近、原田芳雄さん、大滝秀治さん、中村勘三郎さん、高倉健さん、菅原文太さん……スクリーンや舞台を彩った名優たちが、次々にガンで世を去っています。

しかし、ガン死の八〇%がガン治療で死亡しているのです。つまり、これら名優たちも、ほとんどが、ガン治療で殺されたと言えるのではないでしょうか。

一年間に三〇万人近い人たちが、ガン治療で死んでいる。そして、遺族も医療関係者ですら、その戦慄の事実に、まったく気づいていない。

戦後七〇年。単純計算でも二一〇〇万人！　太平洋戦争の犠牲者三一〇万人。なんと、その七倍近い！　戦後は、まだガン死者が少なかったことを考慮しても、〝ガン戦争〟の犠牲者は、太平洋戦争の五〜六倍にたっすることは、まちがいないでしょう。

——まさに驚愕の悪夢。そして、日本人でこの戦慄の事実に気づいているひとが、皆無であることに、呆然とするのです。

第三章

食べまちがいは、生きまちがい

〝栄養学の父〟フォイトの深き大罪

肉食礼賛の致命的まちがい

「肉を食え!」「炭水化物は食うな!」

こう指導したドイツ人栄養学者がいます。

その名はカール・フォン・フォイト(一八三一〜一九〇八)。ミュンヘン大学に四五年間も君臨したドイツ生理学界の重鎮です。彼こそ近代〝栄養学の父〟として、今もなおその名は、栄養学の最高位に鎮座しているのです。つまり、フォイト栄養学こそ、いまだ栄養教育の「黄金律」なのです。ここで、あなたは近代〝医学の父〟を思い浮かべたはずです。そう、ルドルフ・ウイルヒョウ。彼もまた、いまだ現代医学の中枢を独占しています。

しかし、生命に備わる生来の自然治癒力を全否定したウイルヒョウは、みずからの無知をさらけ出しました。今や、完璧に、その権威を失墜させています。

では——。〝栄養学の父〟はどうでしょう。

一九世紀半ば、フォイトは「最も理想的な栄養源は、高たんぱく、高脂肪、低炭水化物である」と主張しました。さらに「動物たんぱくこそ、優良であり、植物たんぱくは劣等である」「炭水化物は栄養が乏しく、食べないがよい」とも。

今から考えるともうメチャクチャ。正気の沙汰とは思えぬご託宣を、平然と下しています。つまり、彼はドイツ国民に「肉、卵、牛乳、乳製品など動物食をたっぷり食べよ！」と命じたのです。とりわけ肉食礼賛は、突出していました。

彼の「たんぱくを摂れ」とは、まさに「肉を食え！」と同義だったのです。

さらに、彼は得としてこう述べている。

「良いものは、とりすぎるということはない」

つまり、肉はいくら食べても健康に問題はない、と言い切っている。

この〝栄養学の父〟は「過ぎたるは、及ばざるがごとし」という真理すら知らないのです。

食肉業界と癒着？ 二・五倍肉を食え

彼は当時のドイツ国民（成人）が一日四八グラムのたんぱく質を摂取し、栄養的には、十分であることを知っていた。それなのに「ドイツ国民よ！一日一一八グラム、たんぱく質をとれ」と命令、指導した。なんと、二・五倍増。これは「二・五倍、肉を食え」と命じたに等しい。まさに、〝肉食信仰〟の極致。フォイト栄養学の致命的な過ちというしかない。「肉食過多」の弊害は、後のマクガバン報告、チャイナ・スタディなどで完全否定されています。（前出）これら徹底した「栄養と健康」調査には、まさに反論の余地はありません。それは、フォイトの近代栄養学が、根底から否定されたことを意味します。

彼は、なぜ「肉を食べよ！」と連呼したのか。そのわけを、わたしはこう推察します。

ドイツ国民が、二・五倍肉を食べる。すると食肉業界は、二・五倍売上増！　この〝栄養学の父〟は、まちがいなく食肉業界と深く癒着していたはずです。

ちなみに、フォイトの忠実な弟子たちは、師匠の教えを世界各地に伝導に旅立ちました。弟子の一人ルプナーは、こう唱えています。

「たんぱく質の摂取、すなわち『肉』は、文明そのもののシンボルである」

「文明人なら、所与の権利として大いに肉を食べるべきである」。

世界に伝導された肉食礼賛思想

もう一人の弟子アトウォーターは、海を渡りアメリカへ布教の旅に出た。そして、アメリカ政府に取り入り、米国農務省内に栄養問題研究所を設立。初代所長の座に治まった。そして、師に倣《なら》い、アメリカ国民にこう命じたのです。

「たんぱく質を一日一二六グラム摂取すべきである」

これは、師匠よりさらに〝水増し〟している。こうして、虚偽と捏造にまみれたフォイト栄養学は世界中に〝布教〟されていった。それは栄養学の絶対律として、各国の教科書に採用され、今もなお現代栄養学の中枢に居座っているのです。

しかし、後世の研究者は、こうフォイト栄養学を断じています。

「……フォイト栄養学は、いかなる生物学的、医学的、統計学的な検証も経ていない。強いて言うなら、それはフォイトの空想の産物である」

個人の空想（妄想）が、世界中の栄養学テキストを支配している。

ペテンの空論が、いつのまにか絶対理論に化けて、人類を〝洗脳〟し続けている！

これもまた、〝医学の父〟ウイルヒョウのペテン理論とまったく同じ大罪です。

少食・不食者が否定したカロリー理論

カロリー理論も否定された

さらにいうならフォイトは、もう一つ、決定的なまちがいを犯しています。

それが、カロリー理論です。彼は、人間の生命活動を支えるエネルギー源を食物に求めました。一日摂取する食物を釜で燃やして、そこから得られる燃焼エネルギー（熱量・カロリー）で生命はエネルギーを得ていると考えたのです。こうして、一日に必要なエネルギーを約二四〇〇キロカロリーとし、寝ていても必要なエネルギー（基礎代謝熱量）を約一二〇〇キロカロリーとしました。

しかし、人間は生命体です。他方、鉄の釜は物体です。それを、同一に論じる。まさに、人間を「機械」と見なす発想。荒っぽすぎるし、幼なすぎる。

そして、摂取カロリーが基礎代謝熱量を下回ると、次第にやせ細り、最後は餓死する、と結論づけたのです。しかし、このカロリー理論も、誤りでした。それは、完全に破綻しています。

私の友人の森三千代さん（鍼灸師）は、一日青汁一杯（約五〇キロカロリー）で、もう一九年も生きています。基礎代謝熱量の二四分の一！　それでいて、ガリガリやせてもいない。ふっくら、笑顔も素敵な女性です。

彼女のように超低カロリーで、さらには、完全不食で生きている人が、数多く存在します。このような少食者、不食者の存在が、フォイトのカロリー理論を、根底から否定しているのです。

これら少食・不食者の存在は、『酸化エネルギー』を越えた『解糖エネルギー』、『核エネルギー』、『宇宙エネルギー』などに、よって説明できるはずです。

こうして近代栄養学の二本柱、肉食理論とカロリー理論は、いずれも崩壊したのです。しかし、これに二大理論は、いまだ現代栄養学の中枢に鎮座したまま。栄養学者たちは、これらの批判に、一言の反論すらできず、沈黙を保ったままです。

肉食で死ぬ！ 心臓病八倍、大腸ガン四倍、糖尿病四倍

肉はタバコより多くの人殺し

「肉はタバコより多くの人を殺してきた」（ハワード・ライマン、前出）

まさか！　オーバーな。ウソだろ。お肉大好き人間の不愉快な顔が目に浮かびます。

感情的でなく、冷静に見てみましょう。肉食者と非肉食者との比較健康調査で、もっとも評価されている疫学調査があります。それは、アメリカに住むキリスト教徒の一派〝セブンス・デイ・アドベンティスト〟の信徒たちと、通常のアメリカ人（肉食者）との健康比較です。

この教派は「肉食」を戒めています。つまり、ベジタリアニズム（菜食主義）が教義となっているのです。しかし、信徒たちでも、一切、肉を口にしないベジタリアンと、少しは口にする非ベジタリアンがいます。

さて、まず、心臓病死の比較をみてみましょう（グラフD）。

なんと、ベジタリアンは一般人（肉食者）の八分の一。少しは肉を口にする非ベジタリアンでも、約三分の一。肉食が心臓病死の大きなリスクであることが、一目瞭然です。

チャイナ・スタディでも米国男性の心臓マヒによる死亡率は中国の一七倍。肉食など動物食の害であることは、いうまでもありません。

糖尿病死も週に六日以上、肉を食べるお肉大好き人間は、ベジタリアンの三・八倍です。

また、肉食者とベジタリアンを比較すると、大腸ガン死亡率も約四倍の大差が、ついています。さらに、日本人と日系三世を比べると、大腸ガン死は五倍も異なります。これはアメリカ型食事（肉食）の弊害です。

アメリカ女性の乳ガン死が中国の五倍。これはベジタリアンと肉食の違いでしょう。

興味深いのは肉食者は、年をとるほど血圧が上昇するのに、ベジタリアンは、ぎゃくに低くなることです。これは、肉食で動脈硬化が進行したためと考えられます。逆に、菜食者は年をとっても血管が柔らかいことの証明

グラフD：セブンス・デイ・アドベンティストにおけるベジタリアンと非ベジタリアンとの死亡率の比較

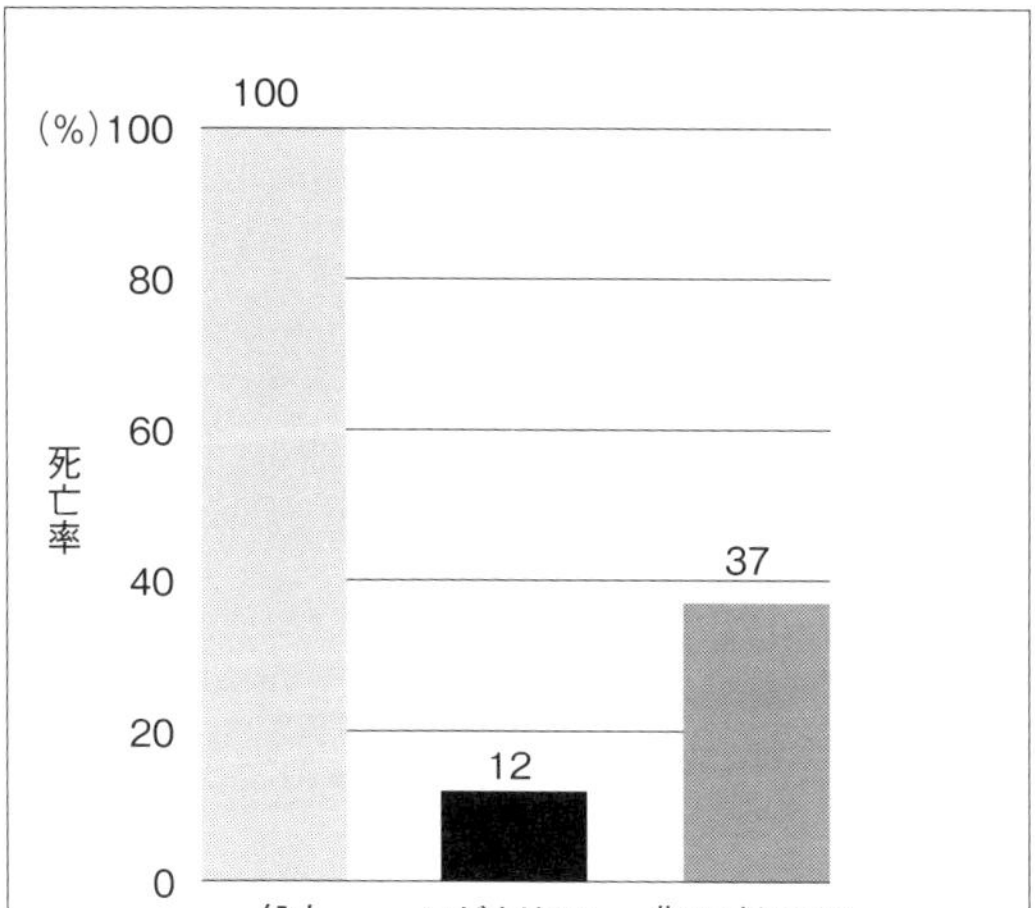

『新版 ぼくが肉を食べないわけ』（築地書館

になります。

牛乳は史上最悪の発ガン飲料！ 飲むほど早死に

「牛乳を飲んではいけない」

こういうと「ウッソォー！」と驚くひとが、結構います。健康に気配りするひとにとっては、もはや常識なのですが、いまだ「牛乳は健康にいい」という牛乳神話を信じているひとが、けっこういるのですね。

牛乳が危険な飲料、という根拠は、まず〝ミルク・パラドックス〟があります。

「牛乳は完全栄養。カルシウム豊富なので、強い骨を造るために、毎日、牛乳を飲みましょう」

わたしたちは、子どもの頃から、そう聞かされてきました。だから、高いお金を払ってでも、子どもやお年寄りに毎日、飲ませたい。それで、牛乳配達なども行われていたのです。ところが、長年の研究で「牛乳を飲むほど骨折が増える」という事実が判ってきたのです。

その理由は、まず牛乳に多く含まれているリンとたんぱく質分です。これらを消化し、中和するため骨からカルシウムが溶けだし、骨粗そう症や骨折多発の原因になっているのです。一説には、世界で一番牛乳を飲むノルウェー人の骨折律は、日本人の五倍といいます。

牛乳二倍でガンは一一倍に

さらに、衝撃は「牛乳は、至上最悪の発ガン飲料だった」という警告です。

下のグラフは、牛乳たんぱく質（カゼイン）が食事中に占める割合（カロリー）一〇％を二〇％にしたときのガン病巣です（グラフE）。なんと一一倍に急増しています。

牛乳カゼイン五％のネズミは、発ガン物質アフラトキシン投与量を増やしても、ガン病巣は不変。しかし、二〇％では発ガン物質を増やすと約二〇倍に急成長する。つまり、ガンを促進しているのは、牛乳たんぱく質だったのです。

グラフE：異なった食事タンパク質量による病巣成長の促進状況

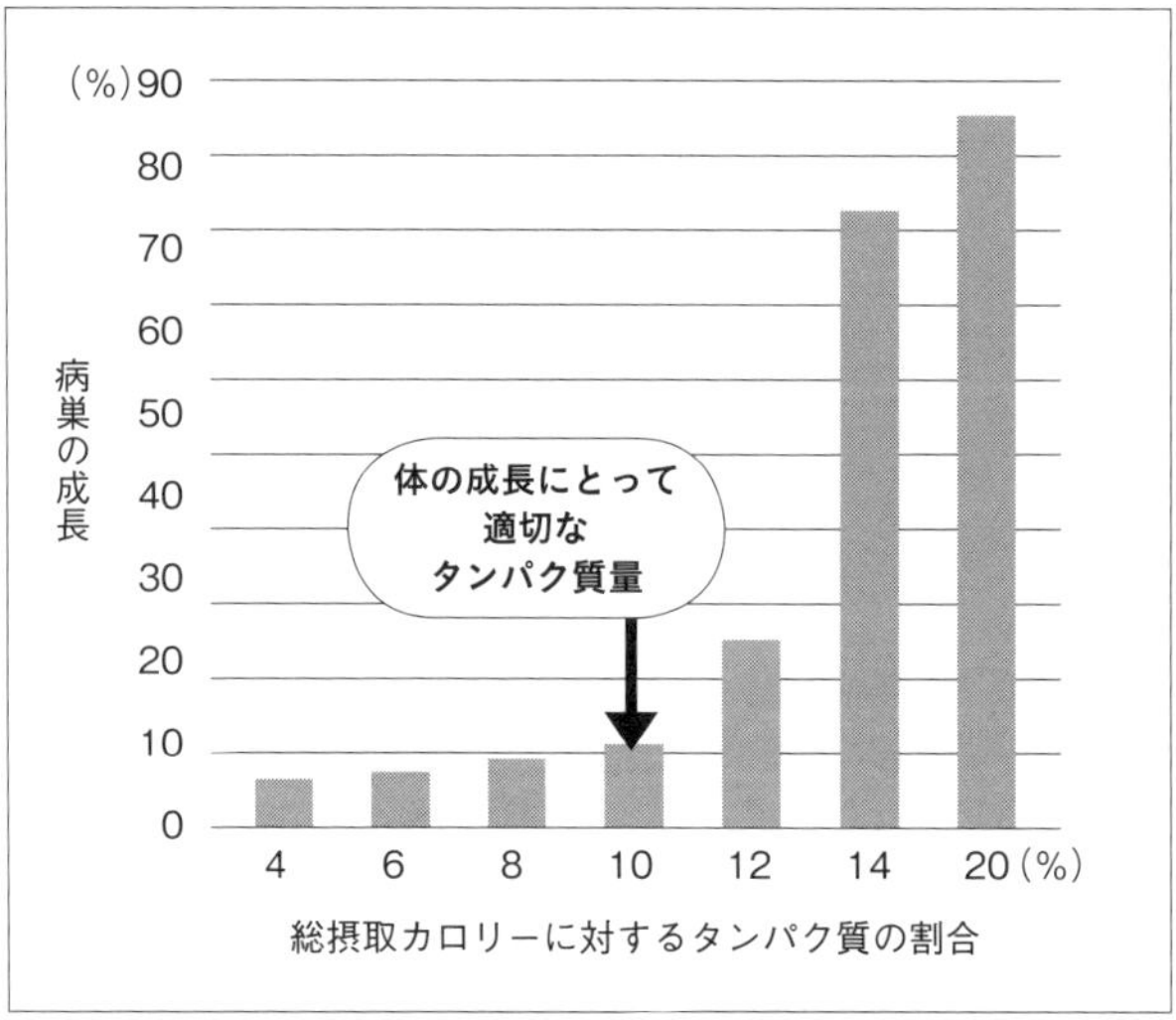

『葬られた「第二のマクガバン報告」(中巻)』(グスコー出版

多飲組は死亡率が増大

それどころか「牛乳を多く飲むほど早死にする」というショッキングな報告があります。スウェーデンのウプサラ大などの研究チームが男性四万五〇〇〇人、女性六万一〇〇〇人を、男性は一一年、女性は二〇年かけて調査した結果です。すると、男女とも「牛乳を飲むほど死亡率が高くなっていた」のです。

つまり、牛乳を飲むひとほど、早死にする。

さらに、日本人などは、牛乳の害が強く出ることは、まちがいありません。

なぜなら北欧人は二～三〇〇〇年以上も牛乳を常飲してきた歴史があります。しかし、日本などアジア人は違います。だから八、九割は、牛乳を消化する乳糖分解酵素（ラクターゼ）が備わっていません。だから、牛乳を飲むとお腹がゴロゴロしたりするのです。

ちなみに日本人で、チーズを一日一切れ以上食べる人と、まったく食べない人を比較すると、だいたい骨、骨折率は、チーズを食べる人は約四倍という報告もあります。

チーズはカゼインたんぱく質そのもの。その弊害が出たのでしょう。

マーガリンに〝欠陥油〟トランス脂肪酸

アメリカでは、すでに全面禁止

マーガリンは食べてはいけません。

〝欠陥油〟トランス脂肪酸を大量に含むからです。

アメリカ国内には、すでにマーガリンは存在しません。なぜなら、トランス脂肪酸自体が、二〇一四年から全面禁止されたからです。しかし、日本では依然として野放しです。トランス脂肪酸は、別名〝狂った油〟または〝キラー・オイル（殺人油）〟と呼ばれます。

その毒性は、心筋梗塞、狭心症、流産、さらに、気管支ぜんそく、アトピー皮膚炎などアレルギー疾患を引き起こします。さらに、胎児の体重減少、死産なども警告。過剰摂取で悪玉コレステロールを増やし、善玉を減らす。そのため動脈硬化を悪化させ、心臓病リスクを高めるのです。さらに、認知症、パーキンソン病のリスクを高めるという報告も。さらに高血圧、糖尿病を引き起こすなど「万病のもと」と断罪する研究者もいます。

つまり、人体に悪さはしても、何のプラスにもならない油なのです。

水素添加で〝狂った油に〟

トランス脂肪酸がなぜ〝狂った油〟なのか？ それは、植物油に水素化合させたものだからです。それだけ、安定性はよくなるが、構造はプラスティックに近い。別名〝プラスティック・オイル〟つまり「食べるプラスティック」と呼ぶ人すらいます。

油特有の酸化変化（酸敗）をしない。油の保存性を高めるために人工的に開発されたのですが、不自然な加工処理のため、そこに思わぬ危険が潜んでいた。海外のネットでマックのフライドポテトを三年間放置しても「腐らなかった！」という衝撃映像が公開され、話題になりました。

米政府の禁止措置により、アメリカのマクドナルドは、一切、トランス脂肪酸は不使用。それに対して、日本のマックは、平然と有毒トランス脂肪酸を使い続けているという。

マーガリン愛用者が一番危ない

ＷＨＯ（世界保健機構）は、トランス脂肪酸の有害性を認めています。そして、安全許容量を、一日当たり総エネルギー量の一％未満としています。日本人のばあい、一日当たり摂取カロリーを二〇〇〇キロカロリーとすると、二グラム以下が目安。しかし、欧米では常識のトランス脂肪酸の表示が、いまだ日本では義務化されていません。まさに業界の圧力。すでに、日本人の平均摂取量は〇・九グラム。平均値なので、許容量を大幅オーバーの人もいます。それがマーガリン愛用者です。一〇〇グラム中一〇グラムもトランス脂肪酸が含まれ、トーストにたっぷり塗ると、たちまち許容量を越えてしまいます。その他、ショートニング、ホイップクリーム、コーヒーフレッシュなどにもたっぷり。

さらに、要注意はマックのポテトフライ。Mサイズ（一三五グラム）で四・五グラムものトランス脂肪酸が含まれている。つまり、ポテトフライで、許容量を二倍以上、突破してしまうのです。とくに、心配は小さな子どもたちです。

アメリカですら全面禁止したのに、日本政府は、まったく腰をあげません。みずから自衛するしかありません。まずは、マーガリンをゴミバコに投げ捨てましょう。

白砂糖の甘い罠——それは〝毒〟です

万病の元、法で禁止せよ

「砂糖は、猛毒です」

食事療法に詳しい菅野喜敬医師は、断言します。

「白砂糖は、万病の元凶。国家が法律で禁止すべきである」

これは、英国の著名な栄養学者ユドキンの警告です。

スウィーツ好きは「ウッソォー！」と絶句でしょう。甘党なら、ムカッとくるかもしれませんね。砂糖は絶対とるな、と言っているのではありません。

甘いものはやめろ、と言っているのでもない。しかし、砂糖に潜む〝毒性〟には、極めて慎重な注意が必要です。

「砂糖のどの毒性を取り上げても、食品添加物としては許可されないだろう」

研究者は、こう断言します。

とくに問題は、精製された白砂糖（ショ糖）です。天然糖（黒砂糖）は栄養バランスがとれています。そこから、ミネラル、微量成分などを徹底的に取り去り、糖分のみにしたものが白砂糖です。

血糖値ジェットコースター

第一の毒性は消化器の吸収速度が速いこと。それをＧＩ値（グリセミック・インデックス）といいます。これはブドウ糖を一〇〇とした値。白砂糖は、ほぼ同じ速度で吸収され、急激に血糖値が上昇します。すると、すい臓から血糖抑制ホルモン、インスリンが大量分泌され、血糖値を下げます。すると血糖値は急降下し正常値より低めになってしまう。今度は、身体は必要な糖分を欲します。つまり、無性に甘いものが欲しくなる。そこで、大福を大食いしたり甘いジュースをガブ飲み。またも、血糖値は急上昇。慌ててインスリンが放出され……血糖値は急降下……。まるでジェットコースターです。わたしは、これを血糖値のジェットコースターと呼んでいます。無性に甘いものが欲しくなる。つまり、これは吸収速度（GI値）の高い砂糖入りのものを食べたからです。これが、甘党の正体なのです。

怒りのホルモンでムカつく

甘いもの好きを続けていると、血糖値は常に上昇志向です。それを正常値に保つためにすい臓はインスリンを出し続けるうちに疲れて、常に出しっ放しの状態になります。すると、甘いものを食べているのに血糖値は、低めに抑えられたまま……。これが低血糖症です。甘党なのに低血糖という異常事態は、こうして起こるのです。すると、身体は血糖値を上昇させるため、副腎からアドレナリンというホルモンを放出します。これは、別名、〝怒りのホルモン〟。毒蛇の毒の三〜四倍という猛毒物質です。その〝毒〟が血中をめぐる。それがアラームとして血糖値を上げるように作動するのです。だれでも怒ったときカーッとなりますね。それは、〝怒りのホルモン〟により、血糖値、血圧が上昇したからです。アドレナリンは〝毒〟なので、体内をめぐるとムカムカ、気持ち悪くなります。つまり、ムカつく。イラつく。こうして、攻撃的、暴力的になっていきます。

なんと、低血糖症は、性格や行動を兇暴にしていくのです。それは、暴力や犯罪などにむすびつきます。アメリカの刑務所で収容されている犯罪者を調べたら八割以上が低血糖症だった……という衝撃報告もあります。

低血糖症で暴力、攻撃、犯罪へ

つまり、次の図式が成立するのです。

砂糖↓血糖値上昇↓インスリン分泌↓血糖値コースター↓低血糖症↓アドレナリン分泌↓不快感↓暴力・攻撃……。

少年院の非行少年たちの食生活を調べた報告はショッキングです。一日コーラを一リットル飲むなど、異常に糖分を多量摂取していたのです。家庭内暴力や衝動犯罪などの引き金に、糖分多量摂取があるのは、まちがいありません。

低血糖症の典型的患者として、文豪、夏目漱石があげられます。意外に思われるでしょう。漱石の甘いもの好きは異常でした。夜中に起きて密かに大福を七、八個もほおばっていた、などのエピソードがあります。普段はやさしかったのに、突然、キレて子どもをステッキでめった打ちした。これら記録は、漱石の低血糖症を証明します。低血糖症の患者は、とにかくキレやすい。人格が豹変するのです。甘いもの好きにヒステリーが多い。よくいわれます。これも低血糖症の症状、つまりは砂糖の害なのです。

恐ろしい幻覚物質アドレノクロム

このように砂糖は心を狂わせる。その、最悪の悲劇が統合失調症です。低血糖症は、さらにその先の心の病に直結するのです。

その元凶がアドレナリンです。それは、体内で酸化されるとアドレノクロムという物資に変化します。これは、典型的な幻覚物質です。つまり、さまざまな幻覚、幻聴が生じることが実験でも証明されています。

アドレナリン分泌↓酸化↓アドレノクロム（幻覚物質）↓幻覚・幻聴↓統合失調症

現代人に、心の病が増えています。その遠因に、なんと〝砂糖〟の毒が潜んでいたのです。甘党とは、一種の中毒状態を指します。砂糖への依存性が、さらに低血糖症、統合失調症……など、精神の病を悪化させる。その恐ろしいメカニズムに目覚めてください。

死期を早めた子規の食卓

砂糖の毒性は、それだけではありません。

砂糖は欧米では〝エンプティ・カロリー（空の熱量）〟と呼ばれます。体内で燃焼し、代謝されると、体液を酸化させます。つまり、典型的な〝酸性食品〟なのです。すると、それを中和するため、骨からカルシウムが溶出します。そのため、骨がもろくなる。これも、甘党の悲劇です。

典型が、俳人、正岡子規です。子どもの頃から異常に甘いものが好きで、加えて、果物好き。「柿食えば鐘が鳴るなり法隆寺」という有名な句を呼んだ時、一一個、柿を食べた!?という逸話があるくらいです。

この糖分の過食が、子規の業病、脊椎カリエスの元凶なのです。脊椎からカルシウムが溶け出し、そこに病原菌が繁殖する。骨が溶け、菌がわき、膿が出る。悲惨としかいえません。

しかし、子規の病床日記『仰臥漫録』を読むと、一日菓子パン一〇個食べたなど、その食事はメチャクチャ。さらに、寝たきりなのに朝、昼、晩と三倍飯を平らげる大食漢。このように果物過食、砂糖過多、飽食馬食が、文豪を衰弱させ、三五才の若さで、命を奪ったのです。

まさに――死期を早めた子規の食卓――。旧制一高（現東大）を卒業した俊才でありながら、どうして、「食」にこれほど無知だったのか？　近代栄養学は、「砂糖の消費量こそ、文明のバロメーター」と教えたからです。さらに、「カリエス、結核などの病気は栄養をたっぷり、とらないと治せない」と肉食、カロリー偏重の栄養学、医学がまかり通っていたのです。

子規は、その栄養学、医学の犠牲者であったのです。まさに、無知こそは悲劇です。

甘いお菓子で免疫力激減

さらに、田村豊幸博士（日大名誉教授）の実験は、甘いお菓子を食べた後、白血球の免疫力が激減することを証明しています。下のグラフは、白血球がどれだけ菌・ウイルスを食べるか（喰菌作用）を比較したもの（グラフF）。正常値が一四個数なのに、甘味の強いお菓子を食べるほど、激減していています。これでも、あなたはチョコミルク・シェイクやスプリットを食べる気になりますか？

免疫力は人体の「抵抗力」の目安。つまり、甘いもの好きは、身体の抵抗力つまり生命力を極端に下げてしまうのです。それが、様々な疾患のひきがね、原因となる。だから、「砂糖は猛毒」

「万病の元」は、正しいのです。

ところが、日本の現状に背筋が寒くなります。

子どもたちの主食は、お菓子か……!?　と思うほど、お菓子漬けです。砂糖という〝毒〟に、まみれているのです。まさか、と思うならグラフを、もういちど、よく見てください。これでも、あなたは子どもを甘い物漬けにする勇気がありますか?

――砂糖の毒性をまとめると、以下の病気や変調の原因となることは明らかです。

免疫力低下／依存症（中毒）／低血糖症／統合失調症／虫歯／骨粗そう症／骨折／くる病／皮膚病……など。

どうしても甘味が欲しい場合は、〝空のカロリー〟ではなく、自然なバランスのとれた黒糖、蜂蜜、メープルシロップ、水あめ、みりん……などを、少なめに用いるようにしましょう。

グラフF：砂糖の毒性薬理（1個の白血球の平均喰菌能力）

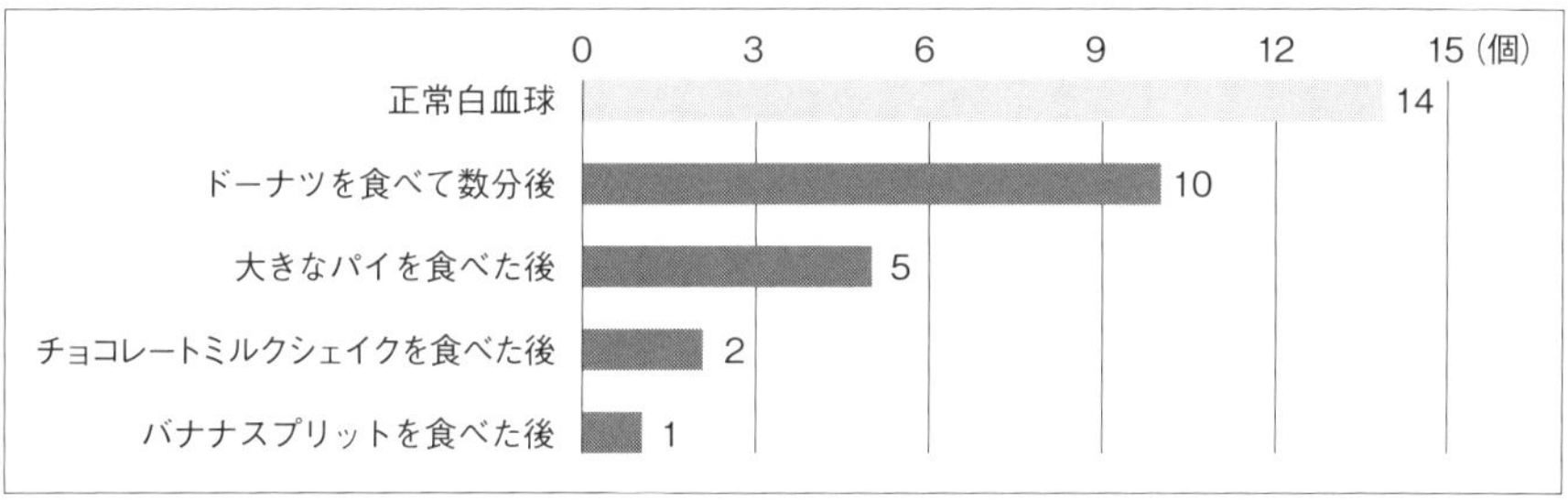

田村豊幸著書より

果物は、神経毒ネオニコチノイドまみれ

EUは禁止、日本は野放し

地球上からミツバチが急速に消滅しています。

その原因は、はっきりしています。

ネオニコチノイドという新しい農薬です。それは、それまで主流だった有機リン系農薬等に代わって登場してきました。理由は、旧来の農薬に害虫が耐性をもって〝効かなく〟なった、からです。

しかし、この新型農薬には、ミツバチの帰巣本能を狂わせる恐るべき神経毒性があったのです。それだけでなく、①精子激減、②胎児異常、③流産など生殖毒性、④成育阻害する成長毒性など、深刻な毒性が明らかになっています。

とくにミツバチ消滅は、最後は世界の農業を滅ぼすといわれています。

なぜなら一〇〇種を越える農作物は、ミツバチなどの媒介で受粉しているからです。これら虫媒作物は、ミツバチの消滅とともに、地上から消え失せる運命にあるのです。

すでに二〇一三年五月、ＥＵ（ヨーロッパ連合）は、同農薬とミツバチ消滅の因果関係を認め、

全面使用禁止としています。

しかし、日本は、いっさいおかまいなし。

ブドウ、イチゴを食べるな

ネオニコチノイドの毒性は、ミツバチだけでなく、人体にも及びます。

水田ではカメムシ防除などのため大量散布されています。さらに心配なのは果物やお茶への残留です。

リンゴ、ナシ……から茶葉まで、残留基準が定められています。

しかし、一目見て呆れます。たとえば、ブドウの残留許容量は、ＥＵ基準に比べて、なんと五〇〇倍！　イチゴは三〇〇倍です。さらに茶葉も三〇〇倍。つまり、この有毒農薬は、日本では、これだけ残留してもかまわない、と政府（厚労省）は判断したのです。

日本政府は、日本人の農薬抵抗力は、ヨーロッパ人の三〇〇～五〇〇倍も強い、と本気で思っているわけではないでしょう。

日本人がこの問題に無知なのをいいことにして、こんな人権、健康、生命無視の〝安全基準〟をでっちあげたのです。

これを適用すると、子どもがブドウ一房（五〇〇グラム）食べただけで、許容量を約四割もオーバーしてしまう。とくに、子どもにブドウ、イチゴは、食べさせないほうが賢明です。

さらに、わたしはペットボトル茶を飲むのをやめた。かつてに、較べてイヤな味を感じる。おそらく、ネオニコチノイドが大量に残留しているはずです。なにしろEU基準の三〇〇倍も残留しているおそれがあるのです。

遺伝子組み換えは、悪夢の未来をもたらす

五〜八割ネズミに巨大腫瘍!

「遺伝子組み換えコーンで、ネズミに巨大腫瘍……!」

その写真には、ただ息を呑みます。ゴルフボール大の腫瘍が複数、ネズミに発生しているのです（写真）。

これは、フランスのカーン大学研究チームが解明した遺伝子組み換えコーンの決定的な発ガン性です。二〇〇匹のマウスを用いて飼育実験で、メス群の五〇〜八〇%にこれら巨大腫瘍が出現したのです。

これまで遺伝子組み換え推進派は、通常の作物となんら変わりはない、と安全性を主張してきました。それが、この研究報告で、いっきに崩壊したのです。

そして、アメリカではすでに、コーンの八六%、大豆九三%が遺伝子組み換えで占められています。それら遺伝子組み換え食品を独占する巨大企業がモンサントです。これは、ロックフェラー財閥の子会社。つまり、医療マフィアは、穀物マフィアでもあったのです。、

写真：遺伝子組み換えコーンで巨大腫瘍

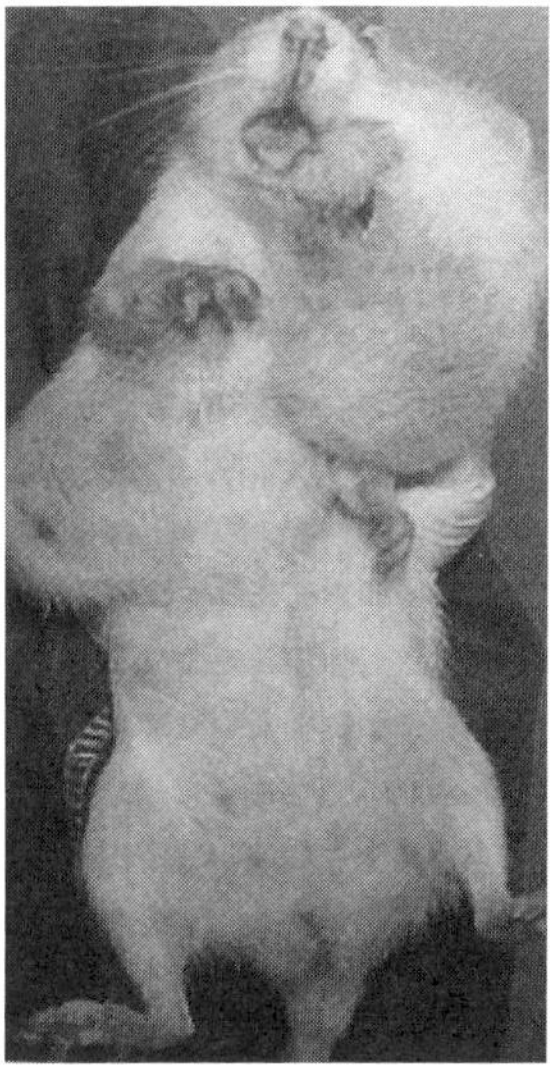

〝先進〟アメリカの健康破壊

遺伝子組み換え〝先進国〟であるアメリカでは、すでに、この弊害が現れています。

これら人工作物がアメリカ国民に押しつけられてから、わずか一〇年で、国民の多重慢性疾患は約二倍に急増しています。これは、心臓病、肝臓病など多数の慢性病を同時に患っている患者です。さらに、アレルギー患者の救急外来も、一九九七年から二〇〇二年にかけて、わずか五年で二倍増と、猛烈に増えています。つまり、遺伝子組み換えによって食品アレルギー患者が急増

しているのです。健康被害は、とりわけ子どもたちを襲っています。ぜんそく、自閉症、肥満、糖尿病、消化器障害、小児ガンが、やはり急増しています。これが遺伝子組み換え大国の末路なのです。

日本は、ＴＰＰ条約の加盟などで、確実にアメリカの悲劇を後追いすることになるでしょう。

死者三八人！ 悲劇の教訓

遺伝子組み換えの危険性は、かつてより指摘されていました。

それが死者三八人という惨劇を生み出したトリプトファン事件です。微生物の遺伝子操作によりアミノ酸「トリプトファン」を大量生成し、ダイエット食品として販売したところ、重篤な中毒患者が続出。死者三八人の他、一五〇〇人もの健康被害を発生させたのです。訴訟は二〇〇〇件におよび、製造元の昭和電工は、二〇〇〇億円もの損害賠償の支払いを命じられた。この事件は、遺伝子組み換えで変異した微生物が、猛毒な二種類のたんぱく質を生成したことが原因となりました。このように、遺伝子組み換えの恐怖は、まったく未知の毒性物質が、出現することです。それは、まさに予測不能。だから、私は遺伝子組み換え食品を〝モンスター食品〟と呼んでいます。

しかし、モンサント社は、遺伝子組み換え作物を止めるつもりはない。〝かれら〟の目的は、農業と作物を支配し、究極は地球全体を支配下に置くことなのです。

それこそが、彼らが目標とする「新世界秩序」（ＮＷＯ：ニュー・ワールド・オーダー）です。彼らは、遺伝子組み換え食品で、膨大な利益を上げる一方で、他方では人類の健康破壊で人口を削減する。つまりは、「金儲け」と「人殺し」。これが、その両面作戦であることに、気づくべきです。だから、遺伝子組み換え食品に、毒性があるのは、あたりまえです。

カーン大学の衝撃マウス実験以外にも、遺伝子組み換え作物の毒性を証明する報告は多い。

▼ジャガイモ：遺伝子組み換えジャガイモを与えたマウスの全てに、発育不全、免疫力低下が確認された。（英国ロウエット研究所、Ｍ・パズタイ博士）

▼トウモロコシ：遺伝子組み換えコーンの花粉を害虫ではないチョウの幼虫に食べさせると、わずか四日間で幼虫の四四％が死んだ。モンサント社は「害虫以外の昆虫には、安全」と主張してきたが、それは、完全なウソだった。

羽根のないニワトリ、怪物サケ

さらに、家畜にも異変が発生しています。

すでに、まったく身体に羽毛が生えていないニワトリが大量に生産、販売されています。ファストフード店のフライドチキンなどは、この〝ヌードチキン〟の可能性があります。〝開発〟の理由は「羽根をむしる手間がはぶける」。

さらに恐怖は、四本脚のニワトリまで〝開発〟されていることです。なんで、こんな奇形種をつくるのか？

理由は「モモ肉が二倍とれる！」

また、普通のサケより二倍の速度で成長するサケまで、遺伝子組み換えで誕生しています。それは、チリなどの養殖場で大量に生産され、日本にも輸入されている可能性もあります。まさに、フランケン・フィッシュ。米国ではまだ反対運動が激しく認可されていませんが、他国で養殖する、という抜け穴があるのです。

そして、あいかわらず、日本の政府、新聞、テレビは、これら事実を一切、国民に知らせません。つまり、かれらも地球支配勢力の傘下に完全に組み込まれているのです。

なのに、いまだ、政府、新聞、テレビを、心の底から信じている人達がいる。

わたしには、その事実が信じられない。

牛丼、焼き肉、バーガーは発ガンホルモン、農薬漬け

アメリカ産牛肉でガンになる

アメリカ産牛肉の発ガンホルモンは、和牛の六〇〇倍！

北海道大学の研究報告の衝撃です。米国牛には早く肥育させるため成長ホルモン（エストロゲン）が乱用されています。これには強い発ガン性があります。それが和牛に比べて六〇〇倍と、もっとも残留しているのは牛肉の脂身です。赤身でも一四〇倍も検出されています。それだけアメリカ産牛肉は、猛烈な発ガン性があるのです。

これら成長ホルモンは一九六〇年代からアメリカ、カナダの畜産業界で多用が始まっています。いっぽう、ＥＵは八〇年代、発ガン性を理由に米国産牛肉の輸入を全面禁止しています。ＥＵvsアメリカの〝牛肉ホルモン戦争〟です。しかし、アメリカの支配下にある日本のマスコミは、この事実を報道しません。日本政府は輸入を続行し、ホルモン残留を見て見ぬふりです。こんな、米国産牛肉を食べ続けると、どうなるでしょう?

「発ガンリスクが、五倍になります」

警告するのは、この調査を行った北大の半田康医師。日本での牛肉消費量は、六〇年代にくらべて五倍に増えています。そして、日本人のホルモン依存性ガンも平均五倍に増えているのです。その内訳は、乳ガン四倍、卵巣ガン四倍、子宮ガン七倍、前立腺ガン一〇倍……。発ガン成長ホルモンが原因とみられる乳ガン増加をみてみましょう。アメリカ女性は、四〇、六〇、七〇代と高齢になるほど発生率が急増しています。それに対して日本女性は四五～五〇代の発ガンがピーク。この年代はアメリカ産牛肉が解禁されて、もっとも多く食べた世代なのです（グラフG）。

マックバーガー好きは精子減少

成長ホルモン（エストロゲン）は人工女性ホルモン。よって、男性の生殖機能にも影響を与えます。その典型が精子激減です。そして、マクドナルド、ハンバーガーは当然、米国産牛肉を使用しています。マック好きの若者が心配です。じっさい、ハンバーガー、牛肉をよく食べるグループは、精子減少が著しい。野菜、魚、果物を好む方は、精子は多かった。ハンバーガーは、乏精子、精子無力症の原因になる、という研究もあります。マックのハンバーガーか

グラフG：牛肉を一番たくさん食べた40～50歳に発ガン

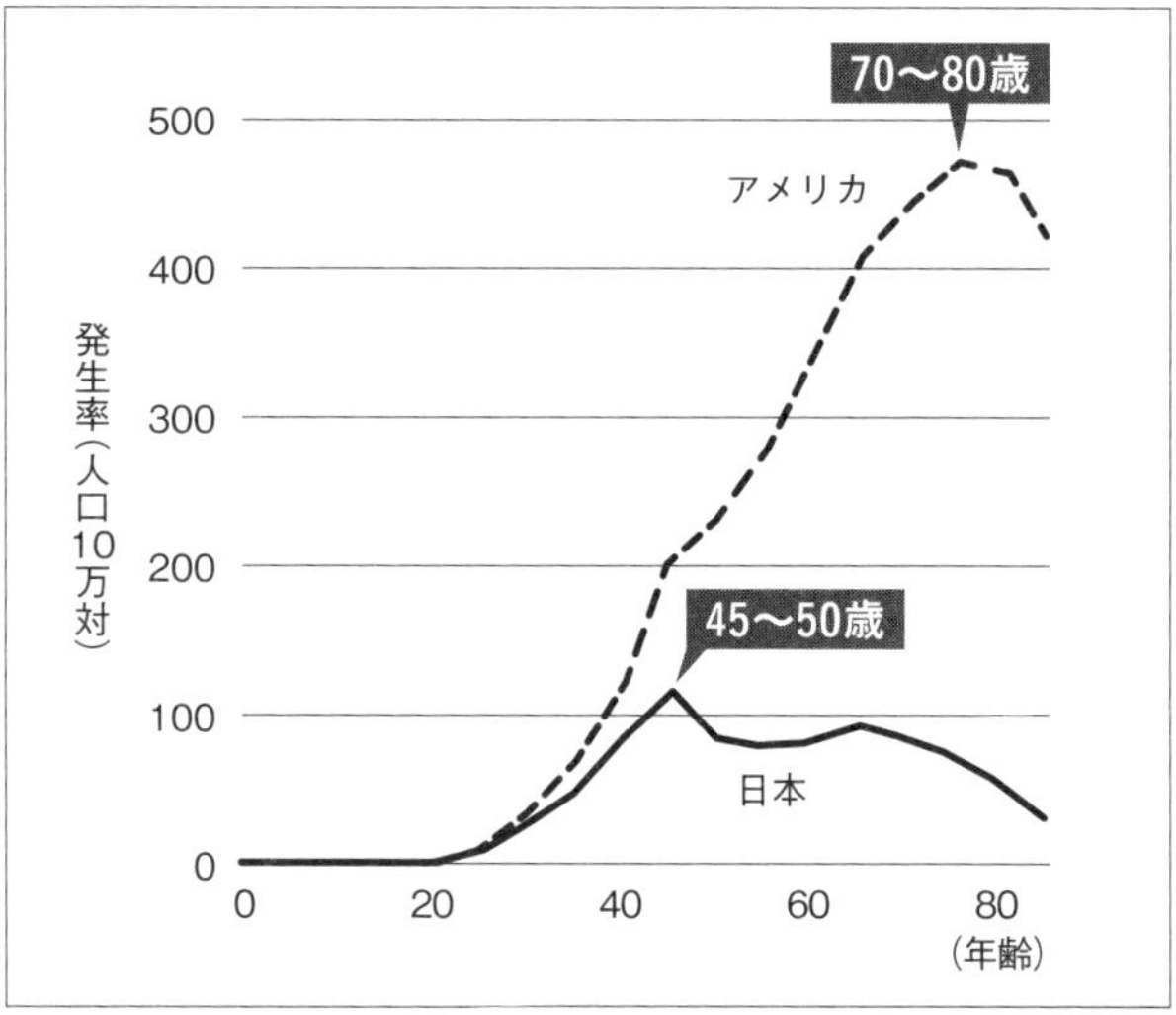

「週刊文春」2012年11月22日

らは、中枢神経を冒し、精子を減少させる残留農薬も検出されいます。（米農民連合分析センター）日本の若者は、昼間は牛丼、夜は焼き肉定食などと、肉好きが多い。そして、これらチェーン店で大量使用しているのは安価なアメリカ産牛肉なのです。そこには最悪六〇〇倍も発ガンホルモンが残留！　精子は激減し、女性なら乳ガン、卵巣・子宮ガン。男性なら前立腺ガンに一直線です。

母乳から一〇〇倍農薬検出

もうひとつ。牛肉は最悪の農薬汚染原です。

農薬が気になる主婦は野菜、果物を徹底的に洗ったり、皮をむいたりしています。しかし、口に入る農薬の約九五％は肉や牛乳から入っている。こういえば耳を疑うでしょう。なぜでしょう？　それは大豆やコーン等、エサに大量の農薬が残留しているからです。アメリカでは、これら飼料用作物への農薬残留に基準はありません。無制限です。だから家畜用エサは驚くほど農薬まみれ。日本の畜産も米国産の大量飼料に頼っています。実情は同じです。これら飼料作物の農薬残留が青天井の理由は「人ではなく、家畜が食べる物だから」。これほど間の抜けた論法はありません。その家畜を、最後は人間が食べるのですから。人体を汚染するのは当然です。つまり、米国政府は、わかりきった論法でごまかし、農薬乱用を黙認しているのです。

いかに、肉類に農薬が残留しているを示す決定的な報告がありますそれは、普通のアメリカ女性とベジタリアン女性の母乳を比較したもの。なんと、一般の女性の母乳には約一〇〇倍も農薬が残留していたのです。（『まだ肉を食べているのですか』前出）

だから、農薬汚染から子どもを守ることは、できるだけ肉を食べさせないことなのです。

化学調味料と人工甘味料に潜む〝悪魔の味〟

子どもの脳を破壊する

化学調味料とは〝味の素〟の代名詞です。

化学名はグルタミン酸ナトリウム（ＭＳＧ）。略称〝グルソー〟。しかし、最近の食品原材料の表示には、ただ「アミノ酸等」としか印刷していません。だから、これが化学調味料（味の素）と気づく主婦は皆無でしょう。その〝味の素〟は、医学的には「神経毒」（ニューロ・トクシン）に分類されているのです。つまり、脳や神経系を損傷する。げんに、〝味の素〟たっぷりのワンタンスープなどを食べた人が、呼吸困難など神経症状を訴える例が続出。アメリカ政府は、これを「中華料理店症候群」と名付けました。その症状は「動悸」「胸の圧迫感」「しびれ」「呼吸困難」「頭痛」など。さらに、英国のオルニー博士は動物実験で「MSGが乳幼児の脳を破壊する」と警告。WHO（世界保健機構）も「乳幼児には与えない」ように勧告しています。しかし、味の素社が巨大スポンサーである日本のマスコミは、これら事実を完璧に闇に葬りました。毎日新聞のT記者は、この事実を記事にしたため六年間も追放されたのです。これが、日本の大新聞の正体。それにカネを払っている日本人もお人好しです。

最近は、化学調味料入りの食事を多くとる女性に子宮筋腫が多発している、という報告もあります。

悪魔の甘味料アスパルテーム

人工甘味料類も、毒性が心配です。

かつて、漬物などに多用されていたサッカリンも、発ガン性で今は、使用禁止です。

現在、もっとも毒性が警告されているのがアスパルテーム。食品名、〝パルスィート〟。それは、別名〝悪魔の甘味料〟。発売元は、これもまた味の素社。「カロリーゼロ！」をうたい文句に、コーヒー、紅茶に、さらにはダイエット食品、飲料に多用されています。しかし、毒性、有害性の報告が、これほど多い商品もめずらしい。

▼「アスパルテーム入りダイエット飲料（ソーダ）は腎臓障害を引き起こす」（米、ボストン婦人科病院）
▼「ダイエット・ソーダは血液ガン（リンパ腫など）を増大させる」（ハーバード大付属病院）
▼「活発で活動的な精子を激減させる」（日本薬学会報告）
▼「ダイエット飲料を一日二本以上飲むと腎機能リスクが倍増」

とくに不安なのは、「妊娠中の母親がとると胎児の脳発達に悪影響」という警告。アスパルテームの毒性を一言でいうと〝神経毒〟。これは化学調味料ＭＳＧと同じ。「アスパルテームを与え続けたネズミの脳に穴が開いた」（精神科論文）というから、その〝破壊力〟はすさまじい。

その他、以下のようなショッキング報告が続出しています。

血液ガン（リンパ腫）、死亡、失明、腫瘍、皮膚ポリープ、脳障害、頭痛、気分激変、不眠症、うつ症状、耳鳴り、知能低下、短期記憶喪失……など。

さらに、目に奇形、骨格異常、体重減少、内臓異常（肝臓、心臓、胃、副腎などの肥大）、脳内伝達物質の異常、胎児脳障害、多動症、恐怖症、動悸、息切れ、高血圧……と、書き切れません。これでは、アスパルテームは、まぎれもない〝毒物〟です。

その毒物をコーヒーに入れたり、清涼飲料に混ぜて飲んでいるのです。狂気の沙汰としか思えません。

第四章

住みまちがいは、生きまちがい

建てるな！ メーカーハウス、買うな！ 建売り

テレビCM〝洗脳〟で成長

日本人は「食べまちがい」。それに加えて「住みまちがい」です。

耳を疑うひとばかりでしょう。しかし、日本住宅の余りの短命さを思い出してください（グラフA）。

日本の住宅はすぐ劣化する。腐る。つまり、日本人の住まいは不健康なのです。そんな住まいに住めば、住人も不健康になるのは、当然です。

不健康の最大理由はシックハウスです。つまり、住まいが原因で病気になる。その原因は三つあります。

（1）化学物質（2）コンクリート（3）電磁波です。

いずれも生体に有害でストレスを与え、発ガンや精神疾患の原因になり、寿命を縮めます。つまり、家で病気になり、家で心が狂い、家に殺されるのです。

では──。

大手ハウスメーカーなら安心なのでしょうか？　そうではありません。そもそも、ハウスメーカーがテレビＣＭする国など、日本だけです。欧米にもナショナル・ブランドの住宅メーカーなど皆無です。地域ごとにビルダー会社（工務店）はあっても全国展開などありえない。なぜなら、住宅は地域ごとに特性があるからです。気候、環境、伝統、技術、文化、景観……すべて異なります。

住宅とは、これらが育んで来た文化財でもあるのです。だから、本来、全国ブランドなどありえない。とりわけ日本は南北に長い列島国家です。北は亜寒帯、南は亜熱帯。その気候風土は極端に異なります。そこに、同じデザイン、同じ仕様の工場生産の住宅を販売してきたのがプレハブメーカーであり、ハウスメーカーだったのです。

つまり、戦後、日本は住宅供給システムから狂っているのです。その狂った住宅業界を成長させたのがテレビＣＭという〝洗脳〟です。いまだ、そのマインド・コントロールは解けていません。

シックハウス、住まいで病み、狂う

裁判してもムダの捨て台詞

「大手だから、テレビCMしてるから」

ほとんどの人が、住宅を選ぶときの目安でしょう。それはクスリを買い、食品を買う時と同じ。ひとびとはテレビを心の底から信じきっているのです。しかし、はっきりいいます。テレビは〝洗脳〟装置です。嘘を垂れ流すキカイなのです。まず、そこから目覚めないと話が始まりません。

たとえば、最大手の積水ハウス。一つの例を上げます。

茨城県の牛久に住む。初老の夫婦。夫は役所を定年退職し、退職金でささやかな終《つい》の住家を建てることにした。最大手のセキスイなら安心だと信じて一戸建てが完成した。夫婦で心ときめかせ玄関ドアを開けたら、刺激的な化学物質の臭い。呼吸が苦しくなり、玄関から上がることもできない。換気をしても刺激臭に目がチカチカ、呼吸が苦しい。家に上れないまま引き返し、積水に「なんとかして」と電話したら「係の者を伺わせます」。やはり、大手だね。なんとかしてくれそうだよ。

ところが、翌日やって来たのはアタッシュケースにスーツの二人連れ。名刺には弁護士とある。「法的には、私どもに落ち度はありません。裁判を起こしても無駄です」と、通告して帰っていった。住宅の改善どころか、老夫婦を恫喝していったのです。

直接、話を聞いた私は、血が逆流するほどの怒りを覚えました。これが、あの「セキスーイ・

ハウス……」の正体なのです。

化学物質漬けの〝毒の館〟

大阪のある医師はダイワハウス系マンションを購入。ところが、凄まじい刺激臭で家族全員が呼吸器系疾患になり、居住不能で退散し、近くに別のアパートを借りた。そのドクターは、わたしにこう言った。

「信じられます？　住んでもいないマンションにまだローンを払い続けているのですよ」

このような悲劇の元凶は、最低でも四五九種類も建築に使われている化学物質のせいです。そのほとんどが有毒です。

戦後日本の住宅は、数百もの〝毒まみれ〟。だから化学住宅、化学マンションの正体は〝毒の館〟です。

その戦慄事実に気づくのは、みずからが被害者になったときです。それまで、住まいが毒まみれとは、まったく日本の消費者は知らされていません。なぜなら、マスコミが、ほぼ完璧に口を閉ざしてきたからです。そのスポンサーに名前を連ねる住宅メーカー、建築会社が、報道を圧殺してきたからです。広告料とは口止料なのです。こんなことは社会常識です。子どもにキッチリ教えておくべきでしょう。

化学合板、ビニールクロス、プラ建材だらけ

プラ建材の化物〝毒の館〟

前述のようにアメリカの日本占領政策の一つが「日本人に石油で家を建てさせろ」です。

それは、石油メジャー（ロックフェラー財閥）の命令であることは、いうまでもありません。それは「プラスティックで家を建てろ！」ということ。プラスティックと一言でいっても、それは一〇種類以上の添加物でできているのです（図H）。

このそれぞれの添加物が、さらに複数の化学物質混合物なので、けっきょくプラスティックとは化学物質まみれ。数十～数百種の化学物質の塊なのです。

図H：最低でも10種類以上の添加物が混ぜられている

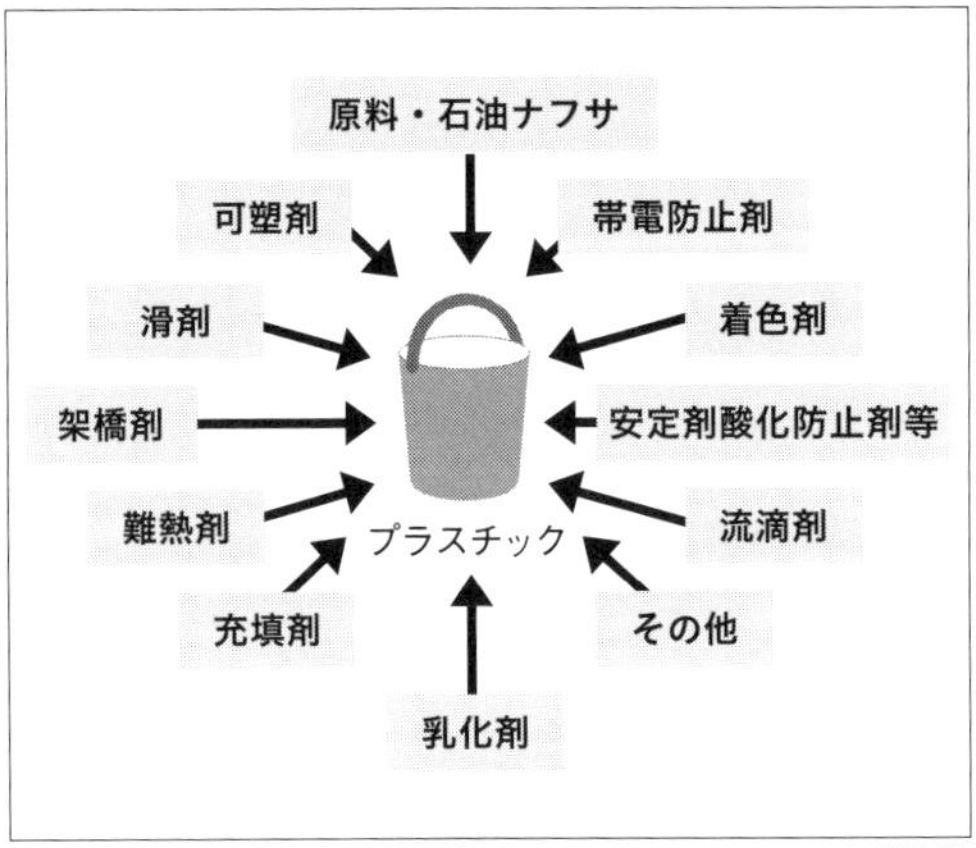

『日本の家はなぜ25年しかもたないのか？』（彩流社）

その毒性を上げているとキリがない。

典型的な毒性をあげると――。

◎環境ホルモン

これは、生殖系や神経系などを撹乱《かくらん》する有毒ホルモンです。オスがメス化したり、精子を激減させる元凶です。それは不妊症の最大原因といってよい。さらに、性同一性障害多発の元凶でもあります。つまり、人類少子化の大きな原因。

わたしは、環境ホルモンは、人口削減のために意図的に大量生産され、地球上にまかれたと確信しています。

なぜなら、米オバマ大統領の科学補佐官J・P・ホルドレンは「地球の適正人口は一〇億人である」と公言し、一九七七年に著した著作で、すでにこう主張しているのです。

「食糧・飲料水に不妊剤を混入する」

まさに、ここでいう〝不妊剤〟こそ、環境ホルモンそのものです。

建材プラスティックに使用される環境ホルモンは「ビスフェノールA」（エポキシ樹脂等）、「スチレン類」（発泡スチロールなど）、「フタル酸エステル類」（塩化ビニール等）、「ノニルフェノール」（塩ビ製品）……などなど。

「環境ホルモンは五〇mプールに目薬一滴量でも有害」（1pptt：一兆分の一）

なのに、わが国だけで「ビスフェノールＡ」年間生産量は約二五万トン。驚天動地とはこのことです。それが、回り回って人体を汚染、精子を激減させ、脳を狂わせているのです。

◎有機リン系化学物質

ビニールクロスの難燃剤、シロアリ防蟻剤、畳の防ダニ剤、合板の防虫剤で多用。毒性は「発ガン性、変異原性、急性毒性、神経毒性、接触性皮膚炎、倦怠感、頭痛、下痢、意識混濁、視力低下……。

◎ホルムアルデヒド

防腐・防カビ剤としてビニールクロスや建築用接着剤に多用。毒性は発ガン性、神経毒性、アレルギー毒性（アトピーなど）、ぜんそく……。

◎有機溶剤

塗料、接着剤、シロアリ駆除剤、ビニールクロスなど。毒性は、発ガン性、神経毒性、変異原性、麻酔作用、頭痛、めまい、目・鼻・喉への刺激、皮膚炎……。

◎塩化ビニール

ビニールクロス成分の半分を占める。塩ビモノマーには強い発ガン性、遺伝子毒性も。さらに塩化ビニール病という病名まであります。それは「発ガン性、血小板減少症、肝機能障害、脾臓肥大、胃・食道静脈瘤、白血球減少症など。

——化学建材、プラ建材の毒性を、あげているとキリがない。

これらの総合体が、ミサワやセキスイさらには建売り住宅なのです。

たとえば、壁剤一つ見ても、日本の〝化物〟ハウスのすさまじい普及ぶりがわかります。壁面積の換算で、天然建材の漆喰を一％とすると塩化ビニールクロスは九九％。まさに、日本の住宅の九九％は〝ビニールハウス〟なのです。そこから揮発するかすかな〝毒〟が住民をゆっくり狂わせ、ゆっくりガンを育てるのです。

ビニールを貼られて呼吸できない壁や床は結露と腐敗、カビ、ダニ、シロアリの温床となり、見る間に我が家は朽ちていく……。知らぬは住人ばかりです。

冷たいコンクリート住宅で命が縮む、心が狂う

コンクリ住宅は九年早死に

「コンクリート住宅で九年早死にする」

これは島根大学の衝撃報告です。

同大、総合理工学部の中尾哲也教授の研究は建築界を震撼させせました。木造とコンクリートの住宅で、平均寿命がどれだけ異なるか調査したところ、コンクリート住宅のほうが約九年、早死にしていたのです。

それを裏付けるデータもあります。木造率が減り、コンクリートが増えるほど短命化しているのです。つまり、木造住宅が多い地域ほど長生きなのです。さらに、木造率が減るほど、反比例して乳ガン死亡率が増えています。発ガンには食生活だけでなく、住生活も関与していたのです。

さらに、出生率にも大差が出ました。一世帯あたりの子どもの数は、木造二・一人に対して、コンクリートは一・七人。不妊症対策から言っても、木の家に住むことをおすすめします。

また、杉床とコンクリート床の二部屋の間に穴を空けてねずみを飼育すると、ネズミはまったくコンクリートの部屋には入りません。本能的に命の危険を感じているのです。

コンクリ巣箱生存率一二分の一

その証拠にネズミの赤ちゃんをA：木造、B：金、C：コンクリートの三つの素材で作った巣箱で飼って生存率を比較した実験報告があります。その結果はA：八五%、B：四一%、C：七%と圧倒的大差がつきました。木造はコンクリートの一二倍以上も生存率が高かったのです。（静岡大・農学部実験）

言い方を変えれば、コンクリートの住まいは、木造より一二倍も寿命を縮める、ことになります。さらに、両者の行動にも大きな違いがみられました。木造巣箱のネズミたちは性格はおだやかで、おたがいなめあったり、仲がよい。一方、コンクリートのネズミは、ケンカしたり、飼育者の指に噛みつくなど気が荒い。明らかに生理的ストレスで攻撃的になっているのです。さらに研究者を戦慄させたのは、母ネズミがわが子を噛み殺して食べてしまったことです。

まさに、極限の攻撃性……。それは、子殺し、親殺しが蔓延する現代の世相とそっくりです。

どうして、コンクリート巣箱では、このような異常に走るのか？

研究者が到達した結論は「コンクリートが体熱を奪った」から。いわゆる〝冷ストレス〟。それは命に関わります。そのため、ネズミは木造の一二倍も死亡し、ストレスで他を攻撃したのです。

学級閉鎖二倍、イライラ七倍

つまり、冷たいコンクリートは、体も心も狂わせる。

そこで気になるのが子どもたちの心身の健康です。なぜなら小中高校の校舎は、ほとんどがコンクリート建築だからです。そこではネズミの実験と同じ冷ストレスが子どもたちの心身を襲っています。

すでに、戦慄の結果が出ています。木造校舎にくらべてコンクリート校舎の子どもたちのイン

グラフI：注意集中の困難の訴え割合（左）と眠気とだるさの訴え（右）

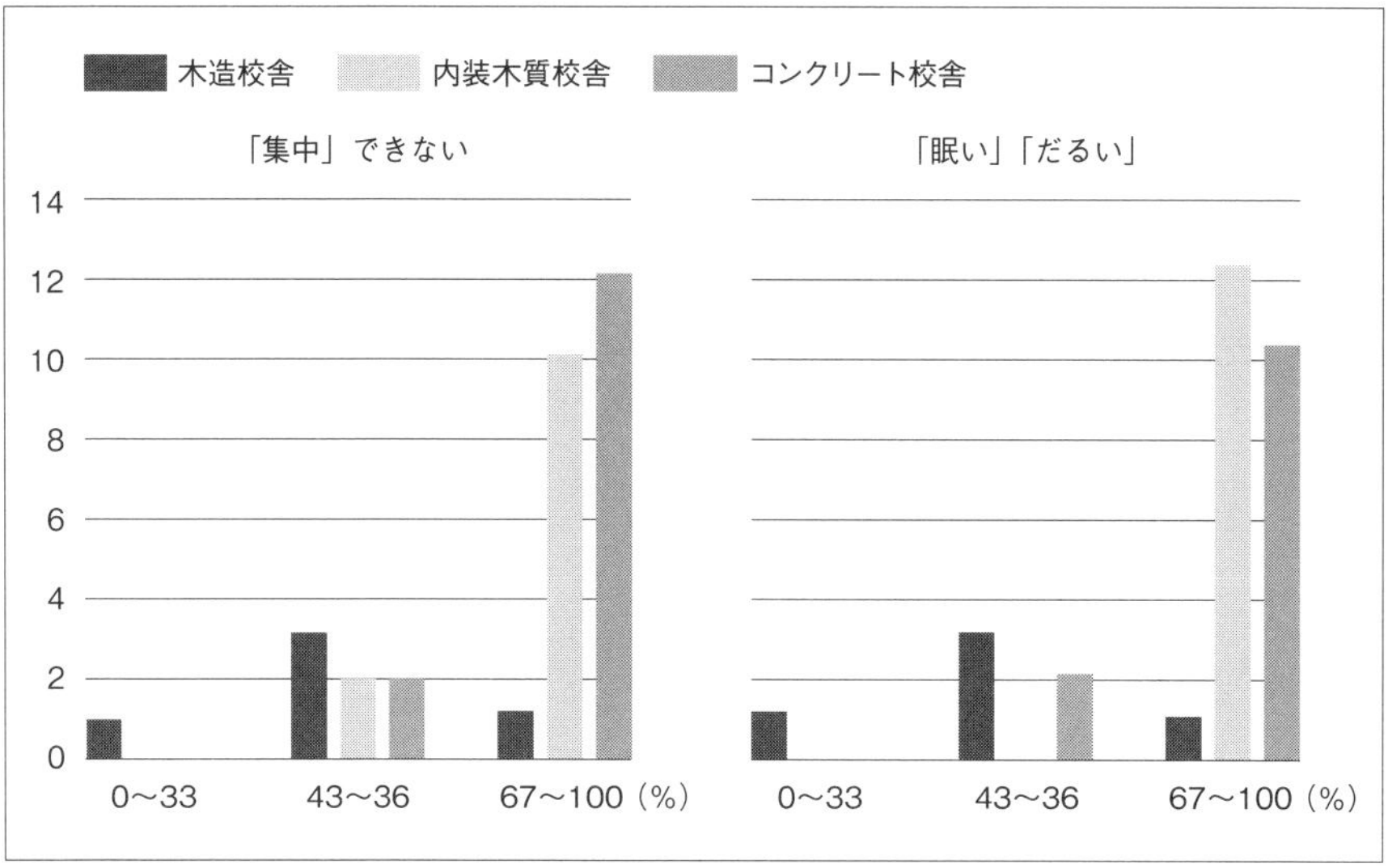

『コンクリート住宅は9年早死にする』（リヨン社）

グラフJ：教師の蓄積疲労

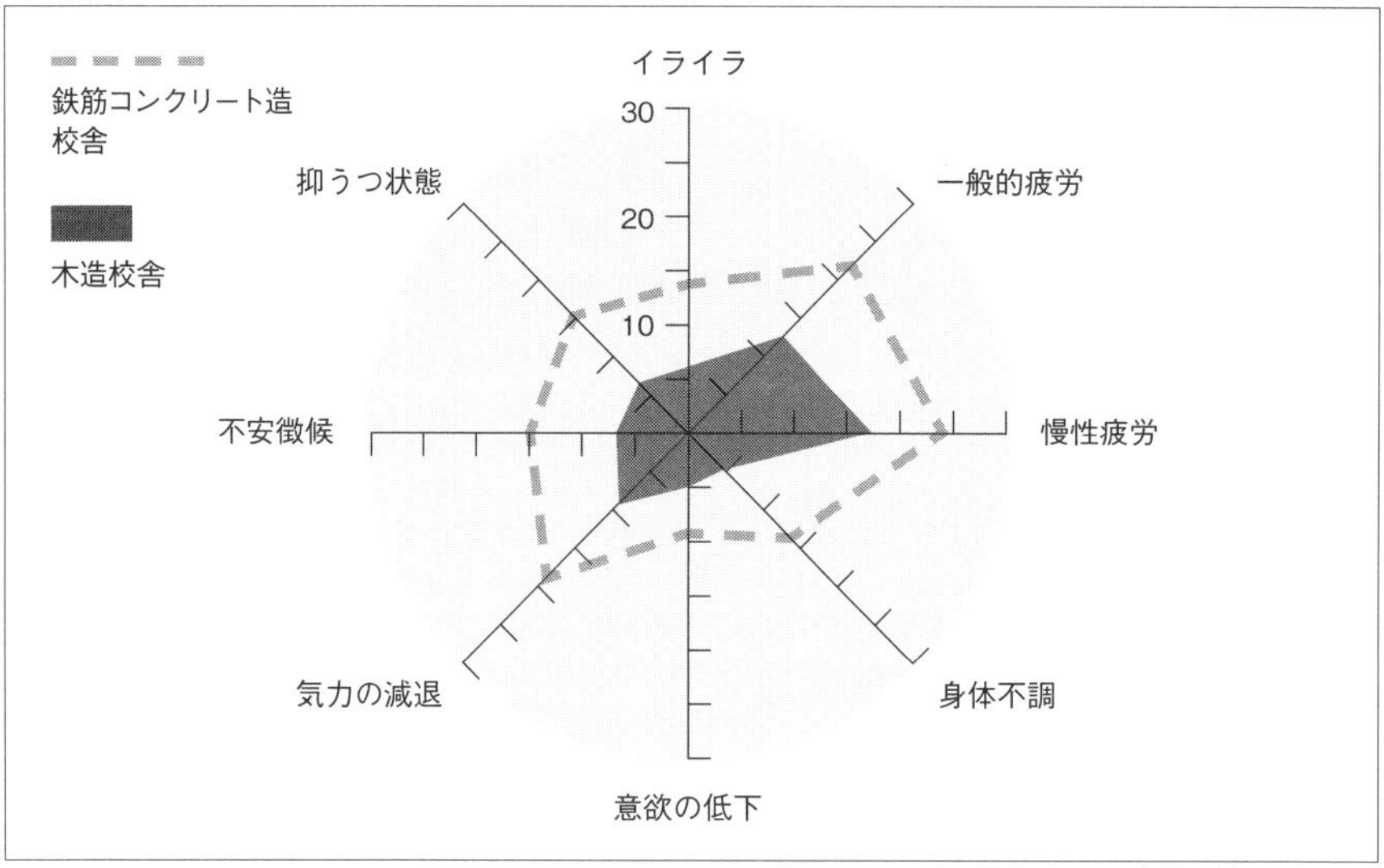

『コンクリート住宅は9年早死にする』（リヨン社）

フルエンザ流行期の学級閉鎖率は、コンクリート（二二・八％）、木造（一〇・八％）と二倍以上です。さらに「だるい」「集中できない」と訴える子が、突出しています（グラフＩ）。

養護教員による観察記録でも、両者を比較すると「多くの子がイライラしている」がコンクリートは七倍です。さらに「疲れている」三倍、「頭痛を訴える」六倍、「腹痛」五倍……と、コンクリート校舎の子どもたちは、さんたんたる心身の状態におかれているのです。これで日本を担う子どもを育てることができるのでしょうか？　それは断じて否です。

コンクリート校舎に勤める教師にも心身疲労は歴然と現れています。コンクリート校舎の方「イライラ」「疲労」「身体不調」「意欲低下」「気力減退」「不安」「抑うつ」すべてで約二倍も訴えているのです（グラフＪ）。

このようにコンクリート校舎による生徒、子どもたちの心身の疲弊は、現在の学校教育最大の危機といっても過言ではありません。なのに、政府は黙殺、マスコミも無視したまま。さらに、不可思議なのは教育界でも、この問題が一切論議されないことです。文部省は横を向き、日教組も知らぬふり。父兄の間からも、声は上らない。

悲劇は、こんな欠陥校舎に通わされる子どもたちや教師たちです。まさに、無知、無関心ほど深い罪はありません。

高圧線で子どものガン激増、自殺四割増……

人工電磁波は全て危険だ！

見えない危機、人類最後の公害、電磁波の恐怖――。

こういってもピンとこないでしょう。政府は無視、マスコミは隠蔽、教育は一切教えないからです。電磁波とは電気と磁気の波です。見えないだけに気づいていない人がほとんどです。しかし、家の近くに巨大な高圧線鉄塔が立っていたら、すぐに引っ越した方がよい。なぜなら、子どものガンが多発します。それは、国際的な研究で決定的です。

たとえば、四ミリガウス以上なら、白血病六倍、脳しゅよう六倍、悪性リンパ腫五倍も発病するのです。（ウェーデン等北欧三国、合同研究報告　オルセン博士ら、１９９３年）

世界的な電磁生態学の権威ロバート・ベッカー博士はこう断言しています。

「あらゆる人工電磁波は、その周波数にかかわらず、すべて危険である」

具体的には――

①発ガン作用、②ガン成長促進、③成長細胞に悪影響、④神経ホルモン異常、⑤自殺増加、⑥

異常行動、⑦生理リズム阻害、⑧ストレス作用、⑨免疫力低下、⑩学習能力低下。（『クロスカレント』拙訳、新森書房）

しかし、ベッカー博士は、地上から全ての電磁波を追放せよ、と言っているのでありません。「メリットとデメリットを勘案して決めるべきである」

こうして、博士は「安全基準」として家電製品などは一ミリガウス、居住地域は〇・一ミリガウスを提唱しています。それは、研究者の間で高く評価され、実質的な「安全基準」として認定されています。

白血病死一五〇倍！〝鉄塔の街〟

ベッカー博士は、クギを指します。

「これ以下が安全というわけではない。そして、三、四ミリガウスを超えると明らかに子どものガンが急増している」

一ミリガウスとは、ブラウン管テレビ画面から一メートル離れた距離で被ばくする値です。電磁波は、発生源からの距離の二乗にほぼ反比例する特徴があります。だから、まず、発生源から距離をとれば、安心です。問題は、距離をとれないケースです。家の真上に強力な高圧線が通っていたら、距離のとりようがありません。

「室内で一〇ミリガウスを超えていたら、即、引っ越しなさい。危険過ぎる」

これが、ベッカー博士のアドバイス。とくに赤ちゃんや子どものガンがまちがいなく多発します。しかし、そんな、恐るべき発ガンエリアに、何も知らずに住んでいる人があまりに多いのです。

わたしは『続あぶない電磁波』(三一新書)の取材で、大阪の門真《かどま》市を訪ね驚愕しました。門真駅ですでにガウスメーターの針は一〇〇ミリガウスを振り切った!

門真市の別名は、〝鉄塔の街〟。そこで一人の自治会長さんが異常な事実に気づいた。あまりに近所でガン、白血病で亡くなる人が多い。夫婦とも白血病死という家すらありました。そこで、徹底して独自に調査すると、ガン死者は高圧線と地中高圧線に沿って多発していた! そうして、この町内の白血病死者は、大阪府平均の一五〇倍にもたっしていたのです。

自殺、精神異常も急増する

さらに、うつ病など精神疾患が住民に蔓延。引っ越す人もあいつぎ、まさにゴーストタウン化しつつあります。ベッカー博士の研究でも高圧線の近くの住民に自殺者が四割も多い。つまり、電磁波は体も心も蝕むのです。

しかし、住民は、それが高圧線からの電磁波によるものだとは、だれ一人気づいていない。まさに、無知は悲劇です……。

まずは計る。買わない。距離を置く

電磁波メーターで計ること

強力な電磁波発生源の近くに家を建てると悲劇です。

高圧線の下、変電所の側、さらに鉄道沿線や新幹線の側なども盲点です。その他、放送タワーや携帯電話の中継基地からは、やはり危険電波（マイクロ波）が出ています。これら発生源の近くには住まない。これが、まずポイントです。

旧ソ連では、高圧線の両側一キロ圏は、建物建築禁止でした。それだけ、発ガンなど危険性があることは常識だったのです。

引っ越しなど考えている方は、電磁波測定メーターでチェックすることをすすめます。メーカーはネットで「電磁波測定器」など入力すれば、購入できます。市民グループ「ガウスネット」も通販しています。問い合わせてみてください。とりわけ、これから子どもを育てる若い夫婦は、電磁波問題には、神経質になるべき。あとで、嘆き悲しんでも遅いのです。

電磁波　超危険物オンパレード

電磁波で、注意するポイントです。

◎オール電化住宅

これ自体が国家ぐるみの〝詐欺商品〟でした。パンフは嘘だらけ。ぜったい、買ってはいけません。（参照、拙著『真実《ほんとう》は損するオール電化住宅』三五館）

◎床暖房

電気ケーブル式だと部屋全体が強力電磁波で満たされた〝発ガンルーム〟になります。

◎ＩＨ調理器

「安全」「便利」「万能調理器」「火事を出さない」。うたい文句は、全て詐欺でした。もの凄く有害電磁波を出し、たとえば流産リスクは五・七倍です。

◎ホットカーペット

「安全基準」の約三〇〇倍も発ガン電磁波を出します。流産、奇形、発ガンの恐れ大。赤ん坊を寝かせると、将来の発ガン、白血病リスクはケタ外れに高くなるでしょう。男性は精子が激減します。

◎電気アンカ
やはり、強力な有害電磁波を出すので、使ってはいけない。
◎ヘアドライヤー
頭の近くで使うと、頭に電磁波をふりまき脳しゅようの原因になる。
◎電気カミソリ
「安全基準」の何万倍もの電磁波がホクロを刺激、悪性ガンに変えるリスクがある。（ベッカー博士）
◎電動ミシン
縫製工場で電動ミシンを使っている従業員にアルツハイマーが七・三倍も発症しています。モーターからの電磁波被ばくの結果です。このようにモーター類の側は危険です。
◎軍事基地
レーダー操作員は、マイクロ波被ばくで白血病、悪性リンパ腫、ともに八・八倍。軍事基地の側は、やはりレーダー電波被ばくするので危険です。
◎電気技師
父親が電気技師なら、生まれる子どもの脳しゅよう（神経芽しゅよう）は一一・七五倍です。
◎発電所
近くに住むと危険です。それよりショッキングなのは、労働者に白血病が爆発的に増えています。退職後の追跡調査すると、なんと急性白血病は三八倍。さらに脳しゅようは一二倍です。発電所は、つまりは殺人的な〝発ガン〟職場だったのです。断固勤務は拒否すべきでしょう。

まずは、電磁波について知ることです。最適テキストとして拙著『やっぱりあぶない電磁波』（花伝社）を一読ください。電磁波問題のすべてを、わかりやすく解説しています。

第五章

笑って元気に生きのびる！サバイバル術

気楽でかんたん、ちょっとの工夫

これまで、現代の「医・食・住」をチェックしてきました。

調べるほどにかなりキビシイものがあります。

しかし、悔やんで一生。笑って一生。同じ人生なら、笑い飛ばしていきましょう！

なに、ひとつひとつを、改めていけばいいんです。そうすれば、希望と喜びの人生が開ける
というものです。いわば、未来に生きるちょっとしたサバイバル術――。

具体的ポイントをあげていきましょう。

医療

受けない、飲まない、行かない

▼検査は受けない

いきなり、のけぞるひともいるかも。しかし、「検査を受けたひとほど早く死ぬ」という忠告を思い出してください。（94ページ参照）

わたしは血液検査もすすめません。その理由は「正常値」なる数値がいい加減だからです。人間には「生化学的」個性というものがあります。つまり「正常値」は、ひとそれぞれに異なるのです。それを一律に一つの数値で判別する。現代医学はあまりに非科学的です。それに一喜一憂する。あまりに、迷信的すぎます。

▼クスリは飲まない

現代世界の医療利権は約一〇〇〇兆円にたっすると推計できます。その大半を掌握してきたのがロックフェラー財閥です。製薬利権から医療利権、そのほとんどを支配してきたロックフェラー一族は、「クスリを飲まない」。クスリで巨万の富をなしたこの財閥が、どうしてクスリを飲まないのか？〝かれら〟は、クスリがたんなる毒で、病気を治せないことを、とっくの昔に知っているからです。

薬物療法には（1）「主作用は毒反射」（2）「治癒反応を阻害」（3）「夥《おびただ》しい副作用」（4）「薬物耐性」（5）「薬物依存」という五つの致命的欠点があります。これは、五つの仕掛け罠ですね。

▼病院に行かない

これまで述べたように現代の医学の神は死神です。病院は死の教会です。人類の半分は病院で死亡しているのです。つまり、病院は人を生かすところではなく、陥れるところに堕落しています。いわば、有料人間墓場です。そこに行列を作るのは死刑台の順番を待つに等しい。(ただし緊急医療は例外です)

▼医者にかからない

現代の医師たちは、医療の大原則、自然治癒力をいっさい学んでいません。自然治癒力すら知らない医者に、病気を治せるわけがない。その当たり前の事実に気づいてください。

食うな、動くな、寝てろ!

▼病気のときは?

「食うな」「動くな」「寝てろ」。これで治ります。ファスティング(断食)、休養、安息。これが自然治癒力を高め、最上のクスリとなり、劇的に回復していきます。

▼ケガのときは?

傷を殺菌、消毒してはいけません。水で洗い、ラップで覆って、乾燥しないようにします。すると、傷口の万能細胞が体細胞に戻り、傷跡すら残らないほど、きれいに治癒します。火傷の治療も同じです。

▼ファスティング

体調が悪いとき、断食は万病を治す妙法です。ます、一日、何も食べないショート断食をしてみます。ほとんどの不具合は楽になります。少し間をおいて、今度は三日断食に挑戦です。私は痛風をたった二日で完治させました。これで七割ほどは治ることをお約束します。

▼慢性病

一週間ファスティングに挑戦してみましょう。七日断食は、自宅でもできます。空腹感を抑えるならミネラルや酵素飲料を用いる断食で楽に行うことが出来ます。間をおいて、なんどか七日断食を行えば、長年の悩みの持病がウソのように消えていきます。（参照、拙著『3日食べなきゃ7割治る』三五館、他）

▼医者に行ったとき

食事療法を理解し、実践している医者なら、病院・クリニックに行ってよいでしょう。そのときでも、疑問に思ったことはできるだけ質問しましょう。やむえずクスリを使用することになっても、「医薬品添付文書」を示して説明する医者なら、逆に信頼できます。

▼対話薬局へ

化学薬の代りに民間薬や薬草茶、漢方薬などを出し、健康相談に親身になって乗ってくれる昔ながらの薬局です。そこで受け取るのは、薬でなく、健康の知恵です。そんな、頑固な街角の薬局が復活しています。

「食」で治らぬ病気はない

▼食事療法

自然療法で、もっとも効果があるのが、食事療法です。ファスティングも食事療法の一種です。「たべもので患者を治せるなら、クスリは調剤師の壺の中にしまっておきなさい」（ヒポクラテス）食事療法の鉄則は少食、菜食、全体食です。

▼薬草茶

人類は、数えきれないほどの薬草茶や民間茶を愛飲してきました。それは、野生植物の栄養・薬効成分を摂取するためです。「薬」という字のとおり「草」で「楽」になるのです。民間茶は、各々の民族の伝承科学で薬効が証明されています。自分にあった民間茶を愛飲することで体調改善につながります。草根木皮から薬石まで用いる漢方は、一種の薬草療法です。

▼整体療法

体の歪みを正すことで、病気を治します。ヨガ、ストレッチ、鍼灸、指圧、マサージ、プハン（吸球）、瀉血療法、カイロプラクティック、オステオパシー、筋トレ、運動療法などに、治療効果かあります。

▼心理療法

心の歪み（ストレス）が病気のおおもとになります。そのときは交感神経が緊張状態となっています。副交感神経が優位なゆったりした心理状態にすることが必要です。冥想、呼吸法、数息観、マントラ、音叉・音響・音楽療法などに精神安定さらに生命活性化の効果があります。その他、暗示、催眠、気功、笑い療法、笑いヨガ、イメージ療法などが非常に効果的です。

▼同種療法

これがホメオパシーです。わたしは西洋の漢方と呼んでいます。これは、自然治癒力の現れである治癒反応（症状）を、あえて加速します。そのため反応を起こす微量毒を極限まで薄めた薬（レメディ）を処方します。その奇跡的な治癒効果は、ロックフェラー一族や英王室が絶大な信頼を寄せていることからも、わかります。かれらのライフスタイルを見習いましょう！

ワクチン、輸血、点滴は拒否

▼波動療法

様々な医療が、この波動理論に収斂《しゅうれん》しているようです。人体の各組織、臓器、器官には独自の電磁気的な周波数があるそうです。その周波数は万能細胞が体細胞に変化（分化）するときの信号（サイン）になっているのです。この信号が狂うと、病気やガンが発生すると考えられます。だから「臓器ごとに電気的に正しい周波数を与えてやれば、病気は治癒する」（R・ベッカー博士）

▼ワクチンは拒否

感染症の予防効果はいっさいありません。その目的は人口削減のための〝生物兵器〟です。一九七二年、暴露されたＷＨＯ極秘文書で、その陰謀が露見しました。ゼロ歳児にくりかえし打つのも、免疫力が出来る前の〝仕込み〟です。最後は世界的流行（パンデミック）を煽って、強制接種し、免疫暴走（サイトカイン・ストーム）を起こさせ死亡させるのです。（参照、拙著『ワクチンの罠』イーストプレス）

▼輸血は受けない

輸血は近代医学最大の失敗であり嘘です。まったく有害無益！輸血はもっとも多く行われている〝臓器移植〟です。その拒絶反応（ＧＶＨＤ）などで数多くのひとびとが命を落としています。輸血を多くすると死亡は二倍増！　救命措置ではなく、絶命措置だったのです。また免疫力を極端に下げるので、ガン患者が手術で輸血するとガン再発・転移を加速します。よって、輸血は断固拒否すべきです。血液製剤も同じ。水分とミネラル補給で十分。後は体細胞が血球細胞に戻るからです（千島・森下学説）。医者には、生理食塩水の点滴だけを要求しましょう。（参照、拙著『血液の闇』三五館　共著）

▼点滴拒否

本来、点滴とは「経口で水分、養分の補給が困難な患者に行う緊急措置」なのです。ところが、今や、入院、即、点滴があたりまえに。それを医者も患者も不思議と思わない。点滴は、とりわけ老人医療で、最終〝処分〟の手段として使われている恐れがあります。いわゆる大量・高速点滴です。代謝量を超えるので肺水種など起こして、死亡するのです。末期の老人は、こうして二、三キロ重くなり、それを医師たちは〝水死体〟と呼んでいるのです。

▼ガン治療拒否

病院でガン治療を受けた人の平均余命は三年、拒否した人は一二年六か月と四倍以上生きます（米、ジェームズ報告）。また、人間は一日平均約五〇〇〇個のガン細胞が生まれています。それでも、ガンにならないのは免疫細胞の一種、ＮＫ細胞が体内をパトロールして、ガン細胞を攻撃し、殺しているからです。

暖め、笑い、感謝で長生き

▼体を暖める

冷えは万病のもとです。ガンも低血流、低体温、低酸素で発病します。深い呼吸や入浴などで、体を暖めることが予防と治療に効果的です。

▼笑うこと

「笑い」は「断食」同様に万病を治す妙法です。笑ったり、前向きの気持ちになるとＮＫ細胞は六倍にも増えます。笑いこそ、最上のガン治療です。（参照、拙著『笑いの免疫学』花伝社）

▼感謝する

「ありがとう」の魔法の言葉は、クスリになります。感謝の心、気持ちは、心をリラックスさせ、交感神経緊張の状態から副交感神経優位の平安な状態にしてくれます。「患者」の心が病気を治癒する。それは、様々な研究が解明しています。

▼長息法

呼吸を長く、深く吐く。すると、末梢血管が開き、血流が促進されて、血行改善が低体温、低酸素状態を改善し、病気は治癒していくのです。

▼筋トレ

筋肉からは活性ホルモンが一〇〇種類ほど分泌されています。これはマイオカインと呼ばれ、老化防止、若返り効果が、確認されています。つまり、様々な疾病にも治癒効果を発揮します。ぎゃくに筋肉退化は急激な老化をもたらします。七〇才を過ぎて入院すると、寝たきりでは一日で一年分老化します。二〇日入院しただけで、二〇年も老け込むのです。だから、入院患者に筋トレは不可欠です。しかし、そのようなケアを現代医療は、まったく行っていません。このように医療も介護も理論がまったく間違っているのです。

食生活

食い改めて、一〇〇歳以上生きよう！

▼空腹を楽しむ

「食べる工夫より、食べない工夫をしろ」「空腹を楽しめ」「腹が経るほど元気なのが健康体」。

これは、沖ヨガの創設者、沖正弘導師の言葉です。さらに「腹八分に医者いらず」「腹六分で老いを忘れる」「腹四分で神に近づく」……。その教えは、全て、最近の科学的研究で証明されています。カロリー三〜六割で実験動物の寿命は約二倍に延びるのです。つまり「半分食べれば二倍生きられる」。長寿の秘訣がここにあります。

▼半断食

まずは、朝食を抜く半断食（プチ断食）から、気楽に始めましょう。これだけでも、体には劇的な変化が現れます。つまり、一日三食の食事が、いかに過剰で体に負担をかけていたか、ということです。

▼一日一食

タモリさん（七〇才）やビートたけしさん（六八才）も一日一食。千葉信一さん（七六才）も、水谷豊さん（六二才）も……。芸能人で、一日一食派のひとたちに共通することは、実年齢に較べて、じつに若々しくエネルギッシュ。一日一食が健康法として大きなブームとなっているのも、当然でしょう。一食に五〇〇円使っていたとすると、一年間で三六万円も浮きます。夫婦で七二万円も浮く計算になるのです。

▼三〜七日断食

医療の項目で説明したように、悩みの持病が嘘のように消えて、デトックス効果で、肌が驚くほど若返りきれいになります。最低でも一〇才、普通は二〇才ほど若くみられるようになります。

▼ひらがな食

カタカナ食からひらがな食は、基本です。洋食派と和食派では、健康状態から寿命まで、決定的な差がつきます。マクガバン報告（前出）で「最も理想的な食事は日本の伝統食」と結論づけていることを、心に刻んでください。

▼まごはやさしい

豆、ゴマ、ワカメ（海藻）、野菜、しいたけ（キノコ類）、イモ……。この〝呪文〟の食物を少なめに食べていれば、病気知らずで、長生きできます。

▼手作り主義

わたしは、あらゆる料理を手作りします。そして、手抜きはいっさいしない。料理をすることは、頭脳の活性化にもつながります。つまり、料理のできるひとは、頭がいい。そして、その自立心が長寿を約束してくれるのです。

▼身土不二

生まれた土地の三里四方の物を食べていたら、健康長寿で生きられる、という教えです。できるだけ地のもの、旬のものをいただく。じつに簡単で金のかからぬ生活の知恵であり養生法ですね。

▼宅配で産直

わたしは無農薬茶、みりん。お酢、油、地粉、大豆、梅干し、しいたけなどは産地直送で入手するようにしています。つまり、まとめ買い。ドカンと一万円分くらい、まとめ買いすれば、送料を払ってもお得です。そして、有機、無添加、手造りの本物を堪能出来ます。保存の効くものは、まとめ買いのクセをつけましょう。

▼手作り保存食

ユズが大量にあればユズ味噌、フキが取れればフキの佃煮、ネギがあればネギ味噌などを、手作りして保存食に。すると、おかずでも重宝します。

▼ゴマの黒がけ

わたしは、スリゴマをごはんやウドンに、これでもかとかけます。それは御飯粒が見えなくなるほど。外食でラーメンやそばを食べるときも、ドサッと入れます。ゴマは、驚異的な超栄養食です。老化防止効果で六割も若返ります。そして、乳ガンも四割減ります。嘘みたいに安い。毎日、ゴマ食いのクセをつけましょう。ゴマは白でも黒でもかまいません。

▼海苔の馬鹿食い

冷蔵庫で野菜を切らした時など、海藻類の出番。とりわけ海苔は抗ガン作用があります。大腸ガンは八割減、乳ガンは六割減です。

▼番茶のガブ飲み

胃ガンが八割も防げます。他のガンも発ガン率は二分の一から三分の一まで激減します。驚異的なガン予防効果です。

▼毎日みそ汁

みそ汁は世界に誇る超健康スープ。毎日飲むと肝臓ガンは三分の一に激減します。味噌汁三倍なら乳ガンは四割減。さらに味噌は放射能を三時間で半分を体外に排泄する作用もあります。放射能汚染時代にこそ、欠かせぬ食物です。

▼手作り豆乳ヨーグルト

市販豆乳に市販ヨーグルトの素の小パックを混ぜて、土鍋で加熱するだけで、四、五時間で豆乳ヨーグルトが完成。二〇〇円で一リットル以上できる！　この安さ、手軽さがたまらない。これは腸内環境を整える超健康食です。

▼手作り納豆

同じ発想で、大量に手作り納豆が作れます。一晩、土鍋で大豆を水に浸しておき、加熱する。沸騰したらバスタオル、毛布でくるむ。保温調理で夕方には柔らかく煮えている。お湯きりして、暖かいうちに市販納豆一パックをよく混ぜる。さらに、少し加熱して、また保温。これを二、三回繰り返すうちに、手作り納豆が完成する。

住まいの工夫

「骨太の家」で坪四〇万円、二〇〇年住宅！

▼さらばハウスメーカー

積水など大手ハウスメーカーは、契約した途端にお金の四割は本社のポケットに流れる。六割が代理店に行く。つまり、五〇〇〇万円で契約しても二〇〇〇万円は本社に抜かれる。それが、あのＣＭ代や営業費に消える。三〇〇〇万円から、さらに経費など抜かれたら、バラックみたいな粗末な家しか建たない。積水の〝シャーウッドの森〟がそう。中は貧相で最低の造り。それで、価格は上物だけで坪八〇万円に仰天。怒りが込み上げました。

▼サヨナラ建売り

新聞折込みチラシで目にする。外観、間取りしか目に入らない。しかし、これらも寿命は二五～三〇年。合板床板。塩ビクロス。これらは二〇年足らずでガタがくる。腐る。ローンより先に家が腐る。そして、シックハウスの恐れ大。一生の買い物なのに、悔し涙しか残らない。

▼ログハウスの勧め

では、どうする？　もっとも安上がりで、断熱、構造もしっかりしてるいのが、ログハウス。我が家の真下に建つのを目撃したが、たった二日で建ったのに驚愕した。作業していたのは、おそらく施主の友人とおぼしき人達。クレーンで次々にログを井桁に組んでいく。二日目には屋根が乗り、完成！　三日目の作業は、外壁塗りだけだった。つまり、三日で建築の全行程が終了。そして、拝見すると、じつにしっかり出来ている。これなら最低一〇〇年はゆうにもちそう。工期が超短いことから、建設費は恐らく坪四〇万円台でしょう。ログが構造材、断熱材となるので冬は暖かく、夏は涼しい。断熱工事などもいらないのが、強みです。

▼〝骨太の家〟

これは、わたし考案であり命名。ログハウスの変形バージョン。九センチ角材を二つにカット。鋸面を向かい併せで床材とする。すると根太無しが可能になる。太め柱に九センチの溝をつけ、その凹に半カットの板を半分ずらして落としていく。ケンドン方式という「板倉造り」。これで機密性が保てる。天井も同様に施工。すると床、壁、天井と、九センチの無垢材で作った角ログハウスと同じになる。厚さ九センチ木材なので、断熱性能・構造耐性も抜群。壁仕上げは、予算に応じて漆喰や天然壁紙を張ればよい。デザインも凹凸無しのシンプルにすれば、坪四〇万円で、二〇〇年住宅も可能と思う。

▼薪ストーブ

我が家は二階健の自然住宅。暖房はアメリカ製薪ストーブ。ダッチ・ウエスト社製。煙突を中心に回転するアイデアもの。さらに、煙突を囲ってフード付。二階の天井と二階床下が空洞になっていて、暖炉の熱気は底からオンドルのように二階床下をめぐって暖房するしくみ。さらに暖気は壁の中を下降して、一階の和室二間の天然畳敷きの下をめぐって、居間にファンで排気される。つまり、薪ストーブの暖気がセントラル・ヒーティングで循環する。天才的な建築家のアイデアに脱帽！

▼建築家選び

いい建築士と悪い建築士との当たり外れは天国と地獄くらい大きい。くれぐれも有名建築家はやめるように。彼らの頭にあるのはアイデアではなく、プライドのみ。建築家選びは、まず設計した住宅をいくつもみせてもらい住んでいるひとの意見を聞くこと。見た目の派手さに飛び付いたら、後で必ず後悔します。

▼和室を作る

天然畳の部屋は、じつに落ち着きます。寝室としては最高でしょう。和室は、様々な多用途で使えるので、重宝します。そのとき簡便でも床の間をしつらえる。すると、落ち着いた和の風情が楽しめます。

▼漆喰のすすめ

漆喰は建材の王様です。五〇〇〇年の耐久性を誇ります。コンクリートは、その一〇〇分の一、わずか五〇年に過ぎません。漆喰のメリットはすでに述べたとおり。それは何回でも塗り直せます。だから、家族でワイワイ塗ると楽しい。手塗りの味わいも楽しめます。

▼脱ビニールクロス

絶対にビニールクロスを張ってはいけない。それは、家もあなたも殺しかねない。ビニールの下に黒カビがわき、家中がカビ臭くなる。こうなると、もはや手遅れ。さらに壁内では結露がまちがいなく進んで、断熱材グラスウールは水とカビを含んで根太を腐らせている。つまり、ビニールクロスを勧める業者は、家が腐るのを知っているのです。そして、二〇年後くらいに「そろそろ建て替え時でーす」と笑顔でやって来る。

▼隣と違う家に⁉

「家は見せるためでなく、住むためにある」。

これは私が尊敬する建築家、石井修先生の名言です。日本人は、家を建てる時、突然、エゴイストになる。そして、「隣と違った家にして！」と業者に命令する。だから、個性を主張するヘンテコ屋根の街並みが日本中に出現した。欧米では、景観は公共の財産という厳然たる哲学があります。奇妙な屋根、自己主張の外観、勝手な色使いは、法律で規制されています。つまり家は個人の所有でも、外観は公共の財産という発想です。アタマの幼い日本人には、これがいまだ理解できない。子どもじみた自己主張は、子どもじみた街並みを作り出してしまいます。つまり風景とは、そこに住む人々の心を映す鏡なのです。

▼木造の家、ビル

日本は森林大国です。豊かな天然資源、木材で家を建てる。ビルを建てる。当然です。その木造建築すら、戦後、建築学科で一時間も教えなかった。まさに、帝国主義に占領された植民地です。木造のメリットは数え尽くせません。法隆寺は一三〇〇年経っても、あの建築美を誇っています。木造は寿命が短いなどは完全なデマ。鉄筋コンクリート建築こそ、極めて短命なのです。木造ビルは、すでに山形県の㈱シェルター社が一〇階、二〇階が可能な技術を開発しています。

（参照、拙著『木造革命』リヨン社）

▼屋上緑化を！

屋上緑化には、一石二鳥ならぬ一五鳥くらいのメリットがあります。都市のビル屋上を緑化し、さらに壁面緑化する。そうすると、なんと夏場の気温は四、五度Cくらい下げることも可能になります。ヒート・アイランド対策、さらに洪水や火災対策にもなるのです。屋上を菜園や花壇、果樹園にすれば、なんと都市が農村の機能を併せ持つことになります。これは〝ＢＩＯ・ＣＩＴＹ〟（ビオシティ）と呼ばれる新しい近未来の都市論です。しかし、保守的な日本の建築界、政界には、そんな希望の未来を夢見る力も能力もカケラもないのです。

▼美しい風景とは？

美しい景観は、調和が必要です。調和とは各々の建物が醸し出す共通のハーモニーです。家々が勝手に自己主張する。それは、ただ雑然として、喧しく、醜いだけです。そこにあるのは調和の美ではなく混沌の醜です。

▼理想の風景を求めて

前述のように「人為を排し」「伝統に従い」「余所を真似ず」。これが、理想の風景である、と考えます。植物や草花は、その土地土地にあった花を咲かせ、実を結びます。気候、風土が育んだ風景ほど美しい物はありません。そこに人間の小賢しさを持ち込んでも、ただ醜いだけです。自然と伝統の営みが、心にしみる美しい風景を作り出すのです。

▼伝統を見直す

昔の日本の風景は、それは、それは美しいものでした。江戸の美しさは外国から訪れたひとびとを驚嘆させせました。そこには、世界でも稀なほど美しい緑なす庭園都市が広がっていたからです。そして、訪れた欧米人は、日本人の文化レベルの高さに舌を巻きました。その頃の識字率は八〇%以上。当時、ヨーロッパのそれは二〇%以下といわれます。〃かれら〃は野蛮な文明低国から、東洋の平和な文明国家を訪れ、そのレベルの高さに賛嘆したのです。それを、日本人は、黒船に騙され、脅され、偽の〃文明開化〃に〃洗脳〃され、踊らされたのです。そうして、ただ、〃かれら〃の命ずるままに戦争への道を突き進まされた。その結果は、全ての財産と夥しい命をロスチャイルド財閥などの国際金融資本家たちに収奪されました。残ったのは焦土と化した祖国だけ……。

今の日本は、あの過ちを、また繰り返そうとしているのです。

第六章

足し算から引き算の思想へ、真理が見えてくる

医療

引き算するほど、ひとは健康になれる

人類は最も病気する〝動物〟

引き算を、するほどひとは健康になれます。

足し算を、するほどひとは病気になります。

地球上で、人類ほど病気をする〝動物〟はいません。

理由はかんたんです。クスリを飲むからです。病院に行くからです。

野生の動物は、ほとんど病気をしません。大自然の中で優美にその生命を謳歌しています。なぜでしょう？　クスリを飲まないからです。病院に行かないからです。かれらは具合が悪くても、何も食べず、すぐにみずから治します。

いっぽう、人類は検査漬け、クスリ漬け、病院漬け。それでも、どこかあちこち不具合かかえ。体型もどうにも優美といいがたい。ラッシュアワーの電車にもまれ、会社通いも溜め息まじり。

定期検診、検査漬け、クスリ漬けでの医者通い。テレビ付ければクスリCM、女房は肥満で、子どもはアトピー。病院待合、患者であふれ、最後はガンの告知で青くなる——。

こうなると、人類は、病気をするため、病院に通うために生まれてきたようなもの。

どうしてでしょう？　いったい人間の〝病名〟は、いくつあるか、ごぞんじですか？

約四万五千種類……！　この小さな小さな身体に、現代医学はこれだけの病名を付けて満足しているのです。さらに、新しい病気が次々に〝発見〟されています。

やめるほど健康、引き算の医学

そうして医学部学生は、これら病名を覚えることに汲々としています。

さらにまた、製薬会社は、これら新しい病気に〝効く〟と称する「新薬」を開発します。

今度は、医学部の学生は、これらのクスリの名前を覚えなくては、なりません。

ある大学教授に、医学部で病気の治し方をいつ習うのか尋ねました。すると回答は、

「病名とクスリの名前、覚えるのに忙しくて、病気の治し方なんか、習っているヒマはないよ」

彼らは、病気を〝発見〟し、病名をつけ、クスリを開発する。それが医学の発展だと、心底、信じている。患者に沢山、病名をつけるほど、クスリを飲ませるほど、手術で切るほど、放射線を当てるほど、それが患者のためだと信じている。充実の医療だと信じている。それが、悲しい

かんちがい。サッカクであることは、もういうまでもありません。

検査をやめる。クスリをやめる。手術をやめる。そうするほど、患者は健康になるのです。

これが、引き算の医学です。

患者は生かさず、殺さず病院経営

どこかが変だ、狂ってる

あなたは、おかしいと思いませんか？

病気の治し方は、いっさい教えず、病名とクスリの名前を覚えさせる。

これが、現在の医学部教育なのです。なぜ、そんなことを教えるのでしょう？

莫大なカネが儲かるからです。

なぜ、病気の治し方を教えないのでしょう？

それではカネが儲からないからです。

病院経営のコツは「生かさず」「殺さず」だそうです。

「一日で治る患者を一日で治したらクビになる」

笑えぬ医者のブラック・ジョークです。しかし、それは現代医療のホンネなのです。

「一日で治る医者を一週間引き伸ばせばヒラの医者」「一か月なら医局長」「一年のばせば院長だ」

だから、医学部では治す医療ではなく、治さぬ医療を教える。

「病気の原因などどうでもよろしい！」「自然治癒などありえない！」「治療でなく、処置をしたまえ！」

こんな会話が飛び交っているのが、現在の病院なのです。

処方の薬は〝毒〟だらけ。ガイドラインは〝毒〟満載。毒を盛る。メスで切る。患者は毒漬け、満身創痍。なるほど、これでは治らない。患者は次々、無慈悲な〝処置〟で死んでいく。それでも病院待合、患者で埋まり、ベルトコンベアーで「処置室」へ。こうして人類二人に一人、たちまち死亡し棺桶へ。遺族は涙で主治医にお礼。医者も黙して頭を下げる。〝殺した〟意識は医者にない。まさに、どこかが変だ、狂ってる。

近代医学を支配した悪魔の利権

「医学」「石油」「国家」の癒着

「殺そうと思って、やってる医者はいないよ……」

知人の医者は、ポツリとつぶやきました。かれらも、患者を治そうと必死なのです。しかし、いかんせん、彼らが学んだ医学教育（狂育）が、根底からまちがっているのです。一九世紀半ばまで、少なくともヨーロッパでは五つの医学流派が共存していました。
（1）ナチュロパシー（自然療法）、（2）オステオパシー（整体療法）、（3）サイコパシー（心理療法）、（4）ホメオパシー（同種療法）、（5）アロパシー（薬物療法）です。
（1）から（4）は、自然治癒力を助けることで、患者を回復させます。しかし、（5）の薬物療法だけは、治癒反応（症状）を抑えるのです。つまり、自然治癒力と逆向きの作用をします。だから、「逆症療法」とも呼ばれます。
つまり、薬物療法は自然治癒力の治癒反応（症状）を打ち消す。これで、病気が治る訳がありません。それどころか、病気は慢性化し、悪性化する。

こんな、かんたんなことに、医学教育（狂育）を受けた医者たちは、まったく気付いていません。まさに、〝洗脳〟おそるべし。

こうしてアロパシー（薬物療法）という医学権力は、石油権力と国家権力と手を結び、三位一体の強固な利権体制を確立したのです。石油利権とは、当時台頭したロックフェラー財閥です。国家権力とは、帝国主義で東南アジア、アフリカを侵略支配した欧米列強です。この「医学」「石油」「国家」の三強連合を領導したのがロックフェラー財閥です。つまり、人類の医療利権を、完全に支配する。これぞ、おぞましい悪魔の利権システム。

〝かれら〟は、約一〇〇〇兆円もの世界医療利権のほとんどを掌握、制圧しています。そして、その一族は絶対クスリを飲まない。現代医療の医者にはかからない。「クスリは〝毒〟で、医者は殺人者である」ことを知っているからです。クスリも医者も、〝かれら〟にとっては家畜同然の人類の人口削減（人殺し）と利益収奪（金儲け）の道具として存在しているに過ぎないのです。

「伝統医療を弾圧、追放せよ！」の陰謀

患者を「治す」医療は邪魔だ

ロックフェラーが、まず行ったのは、（1）から（4）四つの伝統医療の弾圧と追放だった。これらは、本当に病気を治してしまうので、じつに都合が悪かった。「病気を治すような医療は邪魔者だ！」。これらを排除し、自らが完全掌握した（5）アロパシー（薬物療法）で近代医療を独占する。

「そのために、まず近代医学教育が必要だ！」。

そこで、まず、〝かれら〟が完全支配している米国政府に大学医学部を設立させた。そこは六年教育とした。もちろん教育プログラムは、ロックフェラー財閥が決定した。そこでは、四つの伝統医療は一切黙殺されたことはいうまでもない。

徹底教育されれのは、薬物療法中心の〝近代医学〟教育（狂育）のみ。さらに、米国政府に医師免許制度を確立させ、その医師国家試験は。これら医学狂育に基づいた試験問題しか、出されなかった。だから、アロパシーに〝洗脳〟された医学生のみが、次々に医師免許を獲得して、白衣のエリート医師になれた。また、これら〝洗脳〟を受けた医学生が、教授になり、さらに次なる医学生を〝洗脳〟……と、まさにロックフェラーの医療利権ロボットが次から次に大量生産されていった。さらに、ロックフェラー財閥は、医師会制度を確立し、医師たちを組織的に完全支配することも忘れなかった。

さらに、ロックフェラー研究所を設立。ここで、近代医学狂育を徹底し、アロパシーに忠実な医学エリートの育成に努めた。同財閥はノーベル賞委員会にも強固な影響力を保持していた。なんとロックフェラー研究所の三〇人以上の研究者がノーベル医学生理学賞を連続奪取している。

まさに、政治力、経済力のなせる技？　同研究所は、さらにロックフェラー大学に成長し、世界の医学利権の総本山として君臨し、今も、にらみをきかしている。

ロックフェラーは薬を飲まない

病気を治すと逮捕される!?

このように米国内にロックフェラー財閥が確立した「医学」「石油」「国家」の三位一体の医療支配モデルは、帝国主義の拡大とともに、全世界に伝播していった。こうして、世界各地に伝承されていた様々な伝統医療は、この〝近代医学〟いう名の怪物に、まさに破竹の勢いで破壊され、駆逐され、殲滅《せんめつ》されていった。

こうして、現代医学という名の医療支配体制が、全世界に確立したのです。もはや、自然療法、整体療法、心理療法、同種療法など、追放された伝統四流派は、日陰者として、細々と生き長らえるしか、術はなかった。

万が一、病人の病気を治したことがばれたら「医師法違反」容疑で、逮捕される、などの非道の弾圧が容赦なく行われた。むろん、〝かれら〟は各国政府、マスメディアも完全制圧しています。だから、世界の医療利権を完全支配した独占体制への批判は御法度。ロックフェラー医療独占のロの字も、口にしてはならぬ……。

病院は病気を治す所でない。投薬、手術で〝処置〟をする。病気は治らず悪化する。副作用、ネズミ算式、病気は増える。クスリの売れ行き天井知らず。百兆、千兆……濡れ手に粟の荒稼ぎ。医療マフィアは超え太る。患者は弱りやせ細る。周り一面、死屍累々《ししるいるい》……地平に連なる屍《しかばね》の山。まさに、医学の神は死神だ。白亜の病院、死の教会。見方を変えれば有料〝人間墓場〟。何も知らずに門前行列……。

現代医療の詐欺と犯罪

――以上が、現代医学が成立し、到達してきた、あらましの歴史と現状なのです。

あなたは、唖然呆然、声もないでしょう。耳を疑い、目を疑う。

頭を振って、耳を覆い、うつむいてしまう。その気持ちもわかります。しかし、これが現実なのです。直視してください。あなたと、家族を守るために。

こうして、世界の医療利権を、ほとんど独占したロックフェラー一族は、これまで述べたようにクスリは、いっさい飲まない。医者はいっさい信用しない。

〝かれら〟が頼るのは、これまで。自らが徹底弾圧してきた代替療法のホメオパス（ホメオパシー医師）のみ。なんという皮肉。なんという滑稽。医療利権を完全支配してきたロックフェラー一族のホンネが、現代医療の詐欺と犯罪を、図らずも証明しているのです。

人をモノとみなした近代医学の失敗

自然治癒「生気論」の復活

現代医学の過ちの一つがロックフェラーに代表される石油財閥に医療独占を許したことです。だから、少なくとも、それ以前。つまり、五つの医学流派が共存していた一九世紀半ばまで、戻る必要があります。
さらに、もう一つの過ちが〝医学の父〟ウイルヒョウの過ちです。（82ページ参照）
彼は、人体に備わった自然治癒力を、完全否定したのです。そして、近代医学は、その自然治癒力の否定から始まった。だから、ウイルヒョウを否定しないと、医学の復活はありません。

〃医学の父〃は、生物学では徹底した「機械論」者でした。「機械」は、故障したら、自ら治すことはできない。だから、外部から手を加えてやらねばならぬ。その外部からの手が、つまり「医者」であり「医薬」という。まさに我田引水。ここから、医療利権の肥大化、怪物化が始まった。

しかし、わたしたちは、すでに自然治癒力の存在を知っている。さらに、ホメオスタシス（生体恒常性維持機能）の不可思議な実在も……。

これらの実在を認めることは、ウイルヒョウに弾圧された「生気論」の復活を意味します。

「生気論」とは、人智の及ばない未知の力が、生命の本源に存在する……という概念です。そこには、生命を生み出し、生かす、見えざる根源的な力に対する畏敬があります。それを〃神〃（サムシング・グレイト）として尊崇する謙虚さがあります。

その心的態度は、人体を単なる物体とみなす「機械論」とは、遥かに大きく乖離《かいり》しています。

自然治癒力の否定から迷路にはまり込む

迷路にはまり込んだ現代医学

しかし、人類の近代科学そのものが、この「機械論」に〝毒〟されてきたのです。別の言い方をすれば「唯物論」です。こうして、近代医学は、人体をモノとしてとらえ、生命現象も化学反応の結果と考えたのです。だから、徹底分析して観察すれば、その現象も解明できる。その信念で突き進んで、今日に至ります。

生命は、機械の反応と同じだから、ミクロのレベルまで分析、観察すれば、生命現象の本質は明らかになる、と彼らは考えたのです。こうして、顕微鏡における観察分析が医学の主体となりました。しかし――木を見て、森を見ず――いう戒めがあります。まさに、現代は、それどころか――葉脈を見て、森を見ず――の領域にはまり込んでいます。

いくら葉脈を観察しても、森の本質が理解できるわけがない。

現代医学は、この分析至上主義の迷路にはまり込んでしまっています。まさに袋小路で出口なし。

生命原理無視の支離滅裂

さらに、生命現象を単なる「化学反応」ととらえた「機械論」者は、〝病気〟をこう考えました。

「それは、化学反応の偏りだ」「なら、偏りを元に戻せばよい」

化学反応の偏りを、元に戻す。それには足りない化学薬品を加えてやればよい。これが、薬物療法の根源的発想です。その致命的欠陥は、「なぜ、化学反応が偏ったか？」をまったく考えていないことです。病気のときの生体の変化は、ホメオスタシス（生体恒常性維持機能）に基づく症状（治癒反応）なのです。

しかし、現代医学は、そもそもホメオスタシスを認めず、自然治癒力を否定しています。生命現象の根本原理を黙殺、吹っ飛ばしている。だから、医療対応も生命原理を踏みにじり支離滅裂になっているのです。

つまり、現代医学は、根底から破綻し、腐敗し、崩壊しています。

引き算の医学、それが「新医学」です

まず九割の医療を引き算！

悲劇もつきつめれば喜劇になります。

まさに、現代医学こそ、喜劇です。

「地上から九割の医療が消え失せれば、人類はまちがいなく健康になれる」

メンデルソン博士（前出）の言葉を思い出してください。つまり、現代医療の九割は不要なの

です。それどころか、有害無益です。日本の医療費四〇兆円のうち、三六兆円分は不要です。世界の医療費、推計一〇〇〇兆円分のうち九〇〇兆円は不要ということになります。これが〝引き算の医学〟なのです。「新医学」への第一歩です。

医聖ヒポクラテスは、人間には一〇〇人の名医に例えられる自然治癒力が備わっている、と諭しています。さらに「食で患者を治せるならクスリは不要」と断言しています。そして「食で治せない病気は、医者も治せない」と言っているのです。

つまり、クスリに頼るな。食事に頼れ。さらには、自らの治癒力に頼れ。活かせ。

これが、医聖の諭しなのです。

心身浄化で真の健康に至る

クスリや医療、それらを徹底的に差し引いていくと、生まれたままの身体が残ります。そこには大自然（宇宙）からいただいた体と心が存在します。まさに野生の動物と同じです。その肉体には、宇宙の力でもある直感力、生命本能、自然治癒力が内在しています。その自然な姿に立ち返った時、初めて、本性の「生」を生きることが出来るのです。

そのためには心身を浄化しなければなりません。体内に溜まった毒素を排毒しなければなりません。まさにファスティングこそ引き算の医学です。

悩み苦悩も体内に毒素を発生させます。だから、悩み、苦悩も引き算します。

すると感謝、平安に生きることができます。

肉体の苦、心の苦から解放された境地を、仏教では三昧《ざんまい》と呼び、禅では無我といいます。それは、キリスト教の慈愛に通じる心身の平安です。まさに、徹底した引き算の思想の極致なのです。

あなたは宗教的な悟りに到達する必要はありません。しかし、心身浄化のないところに、真の健康もありえないことも事実なのです。

食生活

少なく食べる人ほど幸福で。長生きする

一日三食、一食は医者のため

「人並みに食べるようになる」

日本人は、まずこれが、人生の望みでした。

「腹いっぱい食べられる」

これが、幸せの表現だったのです。だから、朝食を抜くと効いただけで、ギョッとします。

一日一食と聞いただけで絶句する。断食と言ったら「死んじゃうよ」と、本気で顔色が変わる。

これらは、みな、わたしの友人たちの反応。それだけ、「食べるから健康でいられる」と頭に刷り込まれているのです。

「今日も元気だ、ごはんがうまい！」

モリモリ食べて、次々におかわり。これが、まさに健康の証しだと、信じられてきたのです。

しかし、その〝常識〟は、だれによって植え付けられてきたのでしょう。

ドイツの諺を思い出してください。

「一日三食のうち二食は、自分のため、一食は医者のため」

マイナス栄養学ファスティング

わたしは、『3日食べなきゃ7割治る』、『やってみました！一日一食』、『若返ったゾ！ファスティング』（三五館）の三部作で、ファスティング（断食、少食）を世に説いてきました。そして、読者の方たちに大きな反響が広がっています。持病が治った。肌がきれいになった。体も心も軽い。睡眠が短くなった。頭が冴え、仕事がはかどる。

それは、一日一食を実行するわたしの体験でもあります。とにかく、睡眠が短くてすむ。夜中の三時には、目がさめ執筆の仕事に入れる。そして、六時間以上、ぶっ通しで仕事をしても、まったく疲れない。つまり、食事を三分の一にすると、仕事は三倍できるのです。そして、一日四〇〇字詰め原稿用紙で一〇〇枚超を書き上げました。わたしの新記録です。これもマイナスの栄養学、ファスティングのおかげです。

飽食の足し算では、ただ眠くて、だるいだけ。とても仕事ははかどらない。

引き算の栄養学の効果に、わたし自身も驚いています。

人類の「食べるほど健康に」という〝常識〟は、いつ植え付けられたのでしょう?

栄養学〝狂科書〟の深い罪

「肉は体に良い。大いに食べよ。良いものに食べ過ぎなどないッ!」

これが、近代〝栄養学の父〟フォイトの台詞です。

呆れた栄養学者もいたものです。この栄養理論が、近代から現代にかけて、世界の栄養学教科書の中央にドンと鎮座しているのです。とんだ栄養学もあったものです。教科書ならぬ〝狂科書〟と改めた方がいい。

自然治癒力を真っ向から否定した〝医学の父〟ウイルヒョウといい、〝××学の父〟と、呼ばれた学者は、ペテン師揃いです。ちなみに、〝経済学の父〟と呼ばれたアダム・スミスも、その正体は巨大資本家の〝御用学者〟です。強欲な資本家たちが悪辣な手段で稼ぎまくるのを〝神の見えざる手〟など、摩訶不思議なフレーズで大衆を幻惑し、正当化したのです。つまりは、近代主義（モダニズム）そのものの正体が、実は帝国主義（インペリアリズム）だったのですから…。近代主義つまり、羊の皮を被ったオオカミ。学者もオオカミの使いっ走りに過ぎなかった。

「自由」「平等」「博愛」の近代主義がペテンだったのです。つまりは近代の虚妄……。

だから、近代の学者たちが、実は帝国主義の奴隷であったのも、別に驚くに当たりません。しかし、わたしたちの〝××学の父〟を崇める素朴な馬鹿正直さも、そろそろ目覚めて、改める時です。

食糧支配もロックフェラー

フォイトは、肉食礼賛の他、カロリー礼賛の間違いも犯しています。

「沢山食べるほど、人は健康で幸福になれる」

それが、フォイト栄養学の骨子です。その理論を強力に推進したのも、あっさり言ってしまえば、ロックフェラー財閥であることは、まちがいない。石油王は、言い方を変えれば穀物王です。

近代巨大農法の普及で、穀物生産に石油が不可欠となっています。こうして、石油王は食糧王としても君臨しているのです。世界最大のアグリビジネス会社モンサントを所有しているのも、その覇権の現れです。

ロックフェラーがフォイト栄養学栄養学を強力に後押ししたのも、当然です。その肉食礼賛は、穀物市場の爆発的な利益増大につながるからです。二〇キロの飼料穀物はタダ同然です。しかし、牛に食わせて一キロのステーキにすると、価格は跳ね上がります。

こうしてフォイト栄養学は、ロックフェラー食糧利権の世界制覇の先導役を果たしたのです。

たくさん食べて不幸になったアメリカ人

洗脳の末路〝デブの帝国〟

さらに、ロックフェラーは世界の政府とメディアを掌握していました。

各国政府には、肉食礼賛の〝栄養指導〟をさせ、メディアには〝肉食賛美〟のＣＭを垂れ流させる。政府の指導とメディアの洗脳――。こうして、全人類は、近代から現代まで一貫して、マインド・コントロールされてきたのです。

その結果は……。もはや、いうまでもない。ロックフェラー一族の祖国アメリカをごらんなさい。別名、〝デブの帝国〟。その健康状態は、先進一七カ国中、最低。そして、医療費は最高。さらに、一〇年で多重慢性病は二倍、五年で急性アレルギー患者は二倍と、アメリカ人の健康悪化は急速に進んでいます。病める大国、アメリカの惨状は酷いの一言です。

「今の子どもたちは親よりも長生きできないかもしれない」

それほど深刻な健康破壊が超大国アメリカで進行しています。

そのアメリカを追いかけているのが、今の日本人です。

ＣＭで餌付けされる米国人

『フォークス・オバー・ナイブズ』（ジーンストーン著）という本がアメリカで反響を呼んでいます。これは「フォーク（食事）は、医療（メス）に勝る」という意味。つまり、正しい食事は手術に勝る」というアピールです。

邦訳は『超医食革命』（グスコー出版）として刊行されています。ここに、飽食アメリカの惨状が綴られています。暗黒のシナリオの主役を務めるのは「食品業界」と告発しています。

「……食品業界は、広告宣伝とマーケティングに毎年毎年、何十億ドルもつぎ込んで『乳製品、牛乳、豚肉、魚、鶏肉、卵を食べましょう』『砂糖、塩、脂肪たっぷりの食品をとりましょう』と甘い言葉で誘惑しています。絶え間ないPR攻撃によって、わが身を守る術を持っていない一般の人たちは『食べなければいけない』と思いこまされ、食べてさらに太り、病気になっています。肥満、高血圧、糖尿病、心臓病、脳梗塞、ガン、関節リウマチ、多発性硬化症、胆石、骨粗そう症、各種アレルギー、ぜんそくなどの病気は西欧型の栄養摂取から生まれる病気のごく一部です」（同　要約）

人類は巨大企業の家畜同然

まさに、日本と同じようにアメリカ人もメディアで洗脳されている。〝餌付け〟で病気になった人は、だれも守ってくれない。

「……政府は守ってくれません。米国農務省は、食品業界の代弁者にすぎません」（同）

農務省は、五年ごとに「栄養ガイドライン」を定めている。国民の健康を考えた指導かと思いきや……。「ここで『推奨食品』として宣伝されている食べ物によって、何百万人もの人々が病気になっている」と告発します。

「『米国栄養士会』も、守ってくれません。食品関連企業によって牛耳られているからです。保険業界も守ってくれません。病気の人に保険を売って儲けているから。製薬業界も守ってくれない。慢性病の薬を売って、毎年莫大な利益を得ています。病院も守ってくれない。病院がやっていけるのは、病人がいるから。医師や看護師は、栄養学やライフスタイル改善について実は何も学んでいない」（同　要約）

つまりアメリカ国民は、業界ぐるみ、政府ぐるみで〝餌付け〟されているのです。

日本も、まったく同じ洗脳システムで、国民は、飼われています。そう、早く言えば人類は巨大企業に飼われた家畜同然なのです。

菜食は心筋梗塞九七％を防ぐ

ほとんどの病気は食事が原因で起こります。それも、最大原因は動物食と過食です。

つまり、動物食と過食をやめれば、いやでも病人にはなれない。いやでも治る。

それは、菜食にする。少食にする。なんと、かんたんなことでしょう。

「心臓病、脳卒中は無用な死」と米国ベジタリアン運動のリーダー、ハワード・ライマン氏は嘆く。彼は断言します。その原因は「動物性食品である」さらに言う。

「動物性食品こそが、我々を殺す〝ナンバーワン〟の殺人者である」。

その根拠として菜食者の心臓病は、肉食者のわずか一〇分の一という事実をあげる。

さらに、以下の報告もあります。

「菜食主義の食事は、心筋梗塞の九七％を防いでくれる」（米国医学誌）なら、あなたは何を引き算すべきかは、明白です。日々の食事から、動物食をできるだけ引き算すればいいのです。

半分たべれば二倍長生き

さらに、あなたは長生きしたいですか？

いいえ、と答える人は、まれでしょう。生物学的にはヒトの寿命は一二五才くらいだそうです。ヒャーッとても、とても……と、ほとんどの人は、手を振るでしょう。

でも、寿命を二倍延ばすことは案外かんたんなのです。

有名なネズミの実験があります。マウスの餌のカロリー理論を六〇％に制限したら、満腹（一〇〇％）ネズミの二倍生きたのです。つまり、食べる量を約半分にしたら、寿命は二倍になった。その理由も一九九九年、長寿遺伝子の発見で解明されました。空腹状態になるとアラームが長寿遺伝子のスイッチオンにし作動させます。長寿遺伝子は、他の体細胞の遺伝子の周囲に酵素のバリヤー（保護層）で覆い、活性酸素などの刺激で体細胞遺伝子が傷つくのを防ぐのです。老化とは、遺伝子の傷で起こります。つまり、空腹感は、長寿遺伝子を発動させ、体細胞の老化を防ぐ。このメカニズムが解明されたのです。

ならば、少なくとも食べる量を一日二食にしてみましょう。できれば一日一食がおすすめです。さらに長寿効果、健康効果は増します。これが、引き算の栄養学です。

住まい

デザインは無用、構造に徹する

見せる家から、住まう家に

「家造りはデザインから入ると、必ず失敗します」

わたしの尊敬する故・石井修先生の言葉が、耳に残ります。

「家は見せるためのものではない。住まうためのものです」

だから、わたしの奥武蔵の名栗渓谷に建てた家は、先生の教えに沿ったものです。

「できるだけ目立たない外観にしてください」

これが、設計士にまず言った言葉。

「できるだけ地味に」「お隣と同じ外観にして」

その理由は、まず派手な外観にして、名栗渓谷の風景を壊してはならない、と思ったからです。さらに、お隣と同じ外観なら、少なくとも風景に調和がとれる、と考えたのです。できあがった設計図を見たら、正直ガックリしました。本当に地味《ジミ》ィーな外観だったからです。何の個性もない。まるで、民宿みたいだなぁ……。それでも完成して、時が経つうちに、少しずつ風格が出てきました。我が家は、いわゆる漆喰仕上げの真壁《しんかべ》工法。これは構造材の柱を内外に表す構造です。すると構造材を内、外からチェックできる利点があります。建材は、徹底して天然素材を用いるようにしました。自然住宅のモデルとして、オーストラリアからテレビ局のクルーが取材に来たのには、驚きました。

二階の屋根にはベランダを回し、屋上緑化もしています。わたしが住宅批評で提案したことを、すべて実現しました。

外装、内装より構造に金を

「医・食・住」のひとつ住まいも、引き算の思想が必要です。

「まずは、構造にできるだけお金をかけることです。内装なんてしなくてヨロシイ」

温和な石井先生は、大胆におっしゃいます。

「構造さえ、しっかりしていれば、一〇〇年、二〇〇年ともちます。内装は、後でカネがたまったら、やればよい」

これは、正しい。たとえば、木材費。ふつう日本の住宅なら材料費の一割を占める程度。それを二割、できたら三割にする。すると、骨太構造の家が建ち、一〇〇年以上はゆうに持ちます。一割にしたら約二五年しかもちません。だから、構造に優先的に金をかける。しかし、ふつうのひとは逆です。

「お風呂でテレビが見れるとか、システムキッチンに熱中して、構造材などまったく無頓着……」

知人の不動産業者が呆れていました。風呂のテレビより一〇〇年もつ方が重要です。二五年で住めなくなったら悲劇です。ローンは三五年、残り一〇年、ホームレス……!?

これでは、洒落にならない。外装、内装に凝る前に、構造材にドンと金をかける。

これが、家造りの第一の秘訣です。

屋根、窓、壁…症候群にならぬように

屋根はシンプルにせよ

屋根はできるだけシンプルに。デザインに凝るのは自殺行為です。

住宅屋根の形は①寄棟《よせむね》、②切妻《きりづま》、③入母屋《いりもや》、④陸屋根の四種類しかありません。

木造なら①〜③。寄棟、入母屋は工法が複雑なので、切妻がおすすめです。

幼い子どもに「家を描いてごらん」というと、必ず描く形です。

「それでは、ツマラナイ……」と不満を述べるひとは、もう失敗組です。屋根の目的は人に見せるためでは、断じてない。それは「雨、風、日差しを防ぐため」にあるのです。

だから、風土への配慮が必要です。できるだけ庇《ひさし》は深いほうがベスト。それだけ雨、風が壁などに当たるのを防げます。また庇が深いほど、夏の厳しい日照りも防げます。屋根を奇抜なデザインで作ると、悲劇と喜劇が同時に襲います。

まず、設計料が二倍、施工費二倍、端材が出て無駄になり材料費二倍ととにかく費用がは上がる。そして、凸凹屋根なので雨風への耐候性、寒暖への断熱性、年月への耐久性などは軒並み半減。そして、最悪は、奇妙奇天烈な屋根デザインで一帯の景観を徹底的に破壊してしまうことです。

いわゆる〝屋根症候群〟。最後にかく赤っ恥が、いちばんのダメージかもしれません。

窓で遊ぶな「採光」「換気」

窓の機能は「採光」「換気」です。断じて、デザインではない。

しかし、住宅地を見回すと、建築家が、窓で〝遊んでいる〟。意味のない場所に小窓が配置されている。「採光」「換気」を、忘れた窓は見苦しい。醜《みにく》い。

そして、日本の住宅の窓は小さすぎる。日本は温帯モンスーンにあり、とにかく湿気が多い。フランス、パリの年間の平均湿度は三〇％なのに、東京は、その二倍の六〇％。だから、日本で快適に過ごすには、とにかく大きな開放窓があったがいい。そして、思い切り風を室内に通して、乾燥させる。湿気は住宅の最大の敵。だから、わたしは、それを〝湿気ハウス〟と呼んでいる。

建築デザイナーが、窓で〝遊んだ〟家は、住みづらい。

それを、わたしは〝窓々症候群〟と呼んでいる。

シンプルな箱の家がベスト

日本の建売住宅など凸凹の壁が多い。わたしは、これを〝壁々症候群〟と名付けた。

凸凹の多いデザインほど材料費、工事費がかさむ。それは子どもでもわかる。

さらに、断熱性能も悪くなる。また、風雨などへの耐候性も劣化するのも避けがたい。外観デザインに凝り過ぎると、この〝壁々症候群〟に陥ってしまう。

頑丈で、長持ちする家を建てるなら、割り切って箱の家にすること。まず、真四角から直方形の床にして、部屋を区切る。すると外部面積は最小となり、寒暖に対する断熱効果は向上する。ここでもシンプル、イズ、ベスト。

——以上。「人に見せたい」「自慢したい」など過剰な欲望を、引き算で削ぎ落とす。すると、じつにシンプルで、力強く、飽きのこない家が完成する。

第七章

スイッチ・イン！
ファスティング

健康茶、乳酸菌などでスイッチ・イン！

世界中にある茶の文化

わたしは、かつて『民間茶薬効事典』（農文協）という本をまとめたことがあります。そのとき、日本は、まさに豊かな薬草列島であることに、感銘を受けました。

「薬」は「草」で「楽」になる……昔の人々は「野草」などを「医薬」として日常的に用いていたのですね。

それは、日本だけにとどまりません。漢方薬などは、まさに薬効植物の宝庫といっても過言ではないでしょう。さらに、アマゾンなどの先住民たちは、先祖より伝承された薬効植物を熟知し、病気や怪我のとき、それを用いて速かに回復させていたのです。

「植物が存在しなければ、われわれも存在しない。植物が吐き出したものをわれわれは吸って生きている。われわれは常に植物から学び続けなければならない。」

この一節は、世界七〇カ国以上で愛飲されているハーブ・ブレンドティーを開発したジェイソン氏の生還ストーリーに載っていたアメリカ・インディアンを代表するチェロキー族に伝わる言い伝えです。私たちもまだまだ植物から学ぶべきことがあるのではないでしょうか。

「茶」（テー）という言葉は、西洋に伝わり「Ｔｅａ：ティー」となり、日本に伝わり「茶」（チャ）となりました。そればかりか、世界中の民俗文化を調べると、必ず「茶」の文化があることに驚きました。

「茶」の文化とは、つまり植物の葉、茎、根を煮出したり、煎じたりして、飲む風習のことです。地球上のあらゆる民俗に、様々な形で「茶」の文化が存在する理由を考えてみました。そして、ハタと思い当たったのです。

動物も知る「薬効成分」

まずは、野生の動物たちを想像してみましょう。

私は、地球上でいちばんのグルメは、野生動物だと確信します。だって、まず食材の〝鮮度〟が抜群です。生えている草、茂っている葉、実っている実を、直接、食べるのですから！　美味さも、栄養も最高！　産地直送もかなわない。肉食動物もそうです。今まで「動いていた」やつを、そのまま食う。これまた、活きのいい食材ですね。草食動物は山野で、様々な植物を食《は》みます。彼らは、まさにそれらを栄養源とし、ときには薬用とします。動物の本能とは素晴らしい。体調の悪い時、ちゃんと、癒す植物を知っているのです。これは、動物でも同じ。犬を飼っている人は思い当たるでしょう。散歩のとき、道端の雑草を、鼻で嗅ぎわけながらムシャムシャ食べます。彼らは草に薬効があることを、本能的に知っているのです。

「本能は神が授けた叡智《えいち》」と言われます。まさにそれを、実感します。

「食文化」と「茶文化」

いっぽうで、人類だけは農耕や調理という文明を発達させてきました。すると、人体に何が起きたでしょう？　食べやすい作物を栽培し、それを調理して食べる。

そうしているうちに顎や歯が退化してきました。すると、野生動物のように生えている草や、繁っている葉などを、直接、噛み千切ることも不可能となってきたのです。しかし、これら野生植物には、大切な薬効があります。微量栄養が含まれています。

そこで、我々の祖先たちは、二の次の方法として、これら薬効植物を煮出し、煎じて、飲用するようになったのです。こうして、日々の食事だけでは補えない薬効成分、滋養成分を摂取する。これが、「茶の文化」の始まりです。

だから、「食文化」と「茶文化」とは不可分だと思えます。

つまり、「茶文化」には、薬効成分と滋養成分の補給という側面があったのです。

漢方医療などは、その究極を極めたものといえるでしょう。

以前出版した拙著『健康茶の薬効図鑑』（三五館）では、そういった素晴らしい側面を持つ「茶文化」に注目して、健康に有用な「お茶」を紹介しています。その中で興味深いお茶が、ジェイソン氏が開発したハーブ・ブレンドティー。アジア・アメリカ・ヨーロッパの世界三大陸で何千年も役立てられてきたハーブがブレンドされ、開発に至るストーリーには大きな感動があります。健康を守るために、ありとあらゆる試行錯誤を重ねて創り出したこのお茶を、私も有用な健康法として毎日の生活に取り入れています。

ファスティングのスイッチに

さて――。

『新医学』の根幹をなすファスティング（少食、断食）。

これは、〝引き算〟の医療です。断食などは、その典型です。苛酷な修行の水断食は、文字通り、水しか口にしない。しかし、それだけに苦行であることもたしかです。

他方、カロリー制限をしても、生理的な有効成分、滋養成分を補給した方が、生体ストレスは、緩和されます。そこで、酵素やミネラルファスティングなどが、昨今、見直されているのです。それは、身体にも負荷がなく理想的といえるでしょう。さらに、消化器系が空の状態で摂取するので、薬効成分の吸収効果や薬理効果も抜群に高まるはずです。

それは、他のサプリメントにも言えます。カロリーとは無縁の微量栄養、滋養成分は、ファスティング中の生命活性につながるでしょう。さらに、炭水化物やたんぱく質、脂肪などを絶った状態での、サプリメント摂取は、その有効性を格段に高めるはずです。

たとえば乳酸菌や酵素飲料、野菜ジュースなども、ファスティング効果が大いに期待できます。有効成分の吸収率、有効率が、さらに発揮されるからです。

ちなみに、大流行中の「乳酸菌」において、【生菌】【死菌】【生成物質】と論議があるようですが、効果はすべてで期待できるでしょう。それらは、腸内に棲み着いている善玉菌を大いに活性化させるからです。

ただし、漢方にもいえることですが、体質に合った薬効茶、乳酸菌や酵素飲料を選ぶことです。それは、飲んだ時に違和感がなく、ゆったり心地好ければ体質に合っているといえます。それらを——スイッチ・イン！ファスティング——のきっかけとして活かしてください。

◆ファスティング ネットを立ち上げました。森下敬一博士に協力いただき広げる、楽しく正しいファスティング（断食）の会です。ファスティング指導者、ファスティング治験者、ファスティングに使用する商材をお持ちの企業、団体様の参加をお待ちしています。

ファスティング ネット　http://www.fasting-net.com/

veggy Books

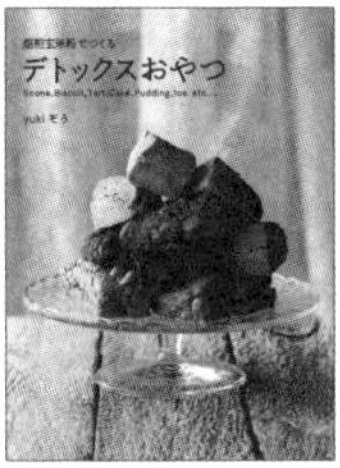

焙煎玄米粉でつくる
デトックスおやつ

著者：yuki ぞう

1,200 円＋税
ISBN 978-4-906913-27-5

材料を袋に入れてシャカシャカ振るだけでプロの味。デトックス効果の高い焙煎玄米粉を使ったスコーン、グルテンフリーのスコーンのほか、焼き菓子やロースイーツなどのレシピ集。バター、牛乳、卵、白砂糖を使わずに、子どもにも安心して食べさせられるヘルシーなおやつです。

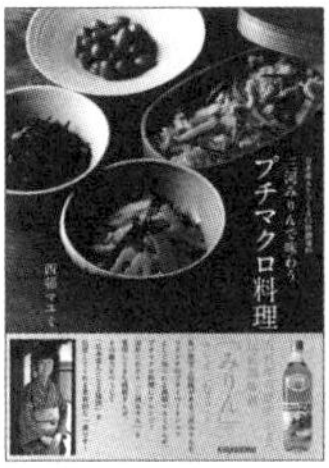

三河みりんで味わう
プチマクロ料理

著者：西邨《にしむら》マユミ

1,200 円＋税
ISBN 978-4-906913-10-7

マドンナのプライベートシェフとして日本でも有名な西邨マユミさんが、自身のルーツに挑んだレシピブックは、日本の伝統調味料である「みりん」がテーマ。彼女の出身地である愛知県の伝統料理から、世界各国の名物料理やカクテルまで、みりんを使ったプチマクロ料理でアレンジ！

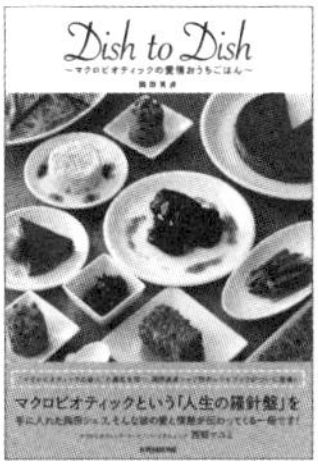

Dish to Dish
マクロビオティックの
愛情おうちごはん

著者：岡田英貞

1,300 円＋税
ISBN：978-4-906913-31-2

池尻大橋にあるマクロビオティックレストラン「キュイジーヌ・エ・サンテ リマ」の総料理長・岡田英貞氏の初となるレシピブックは、“愛情おうちごはん”をテーマに、簡単に作ることができるメニューが盛りだくさん。レストランで実際に提供されているメニューのレシピも公開。

veggy Books

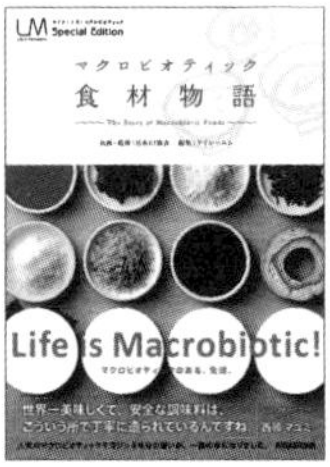

マクロビオティック食材物語

監修：ライフ・イズ・マクロビオティック編集部

800円＋税
ISBN 978-4-906913-20-6

マクロビオティックに欠かせない伝統的な調味料や食材の数々が生まれる場所を求め、日本全国を訪れた旅の記録がまとまった一冊。生産者たちが想いを込めて作った物を食べること、それもマクロビオティックの大切なエッセンス。初めてのマクロビオティックガイドにも最適です。

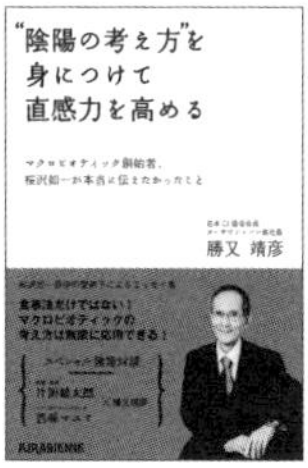

“陰陽の考え方”を身につけて直感力を高める

著者：勝又靖彦

1,400円＋税
ISBN 978-4-906913-28-2

桜沢如一最後の愛弟子であり、日本CI協会会長の勝又靖彦氏が綴る、マクロビオティックの人生哲学。食べ方だけでなく、政治・経済などあらゆる事象や人間の心理の機微に至るまでを「陰陽の法則」に基づいた考え方で読み解いていきます。片岡鶴太郎氏、西邨マユミ氏との陰陽対談も。

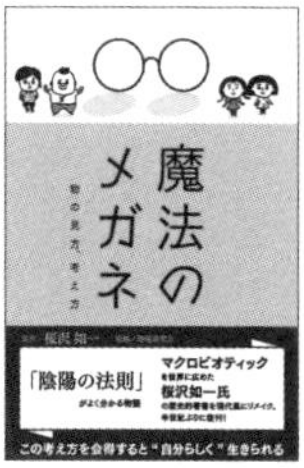

魔法のメガネ

原作：桜沢如一《ゆきかず》
監修：陰陽研究会

1,300円＋税
ISBN 978-4-90691-3-11-4

マクロビオティックの提唱者・桜沢如一が「陰陽の法則」をやさしく説いた物語。昭和15年に発行れされ読み継がれてきた本をリメイクし、より親しみやすい入門書として復刊しました。「魔法のメガネ」をかけると病気が治り、争いごとがなくなるという伝説の真相を求め子どもたちが探検する物語。

ファスティング（断食）を科学する試み

ファスティング ネット始動！

ファスティング（断食）の
ビフォーアフターデータは
沢山ありますが、
医学的な検証が、ほとんど
されていない現状があります。
ファスティング ネットは、
ファスティングサイエンス研究会
と合同で、楽しく正しい
ファスティング（断食）を
広げて行きます。

ファスティング ネットへの登録はこちら

http://www.fasting-net.com

- ファスティング指導者
  ファスティング経験者、デュプロマ保持者。
- ファスティングを受けたい人
  痩せたい人、体調の悪い人。
- ファスティングに使用する商材をお持ちの人、企業
  「氣能検査」で良い結果の出る商材を登録します。
- ファスティングサイエンス研究会に参加したい団体、企業
  ・ファスティング（断食）の広範なデータや資料が手に入る。
  ・自らの商材をファスティング指導者に取り入れてもらい、その結果をファスティングサイエンス研究会で発表できる。
  ※商材が「氣能検査」で合格する必要があります。

ファスティング前後の
「氣能検査」
を無料実施
（お茶ノ水クリニック）

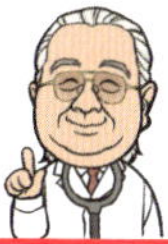

ファスティングサイエンス研究会

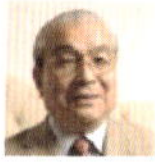

森下敬一博士
（最高顧問）

他の医師の在籍
ファスティング実施データの検証

ファスティング指導者の参加

・世界の文献集積
・研究発表

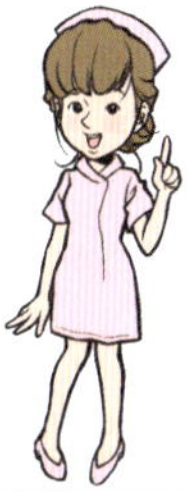

参加

指導者は、体調の悪い被験者を選び、ファスティングサイエンス研究会でファスティング治験ができる。

ファスティングネット

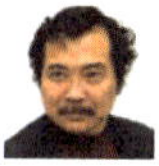

船瀬俊介
（呼びかけ人）

「ファスティング祭り」実施

ファスティング指導者の登録

１週間以内の指導者
（ファスティング経験者で可）
１週間以上の指導者
（デュプロマが必要）

氣能値の良い商品を登録し、指導者に採用を促す。

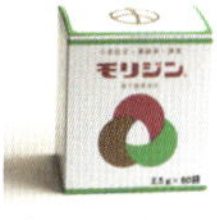

（写真は例です）

研究発表を見る、読む

ファスティングを受けたい人

・ファスティングネット登録指導者を選んでファスティングを受けられる。
・ファスティングサイエンス研究会に参加して様々な情報を得られる。

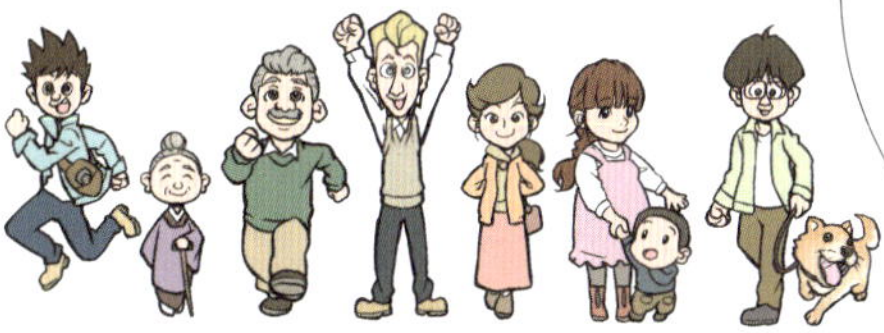

新医学宣言 応援します!

笑いは免疫力アップの切り札です。

大江戸小町会

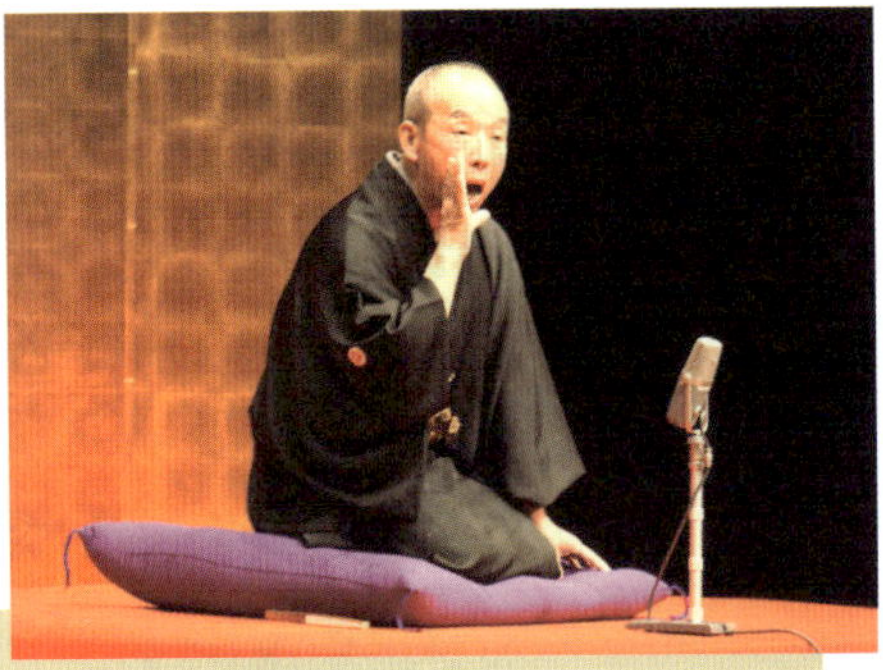

三遊亭　左圓馬（さんゆうてい さえんば）

三遊亭 左圓馬は、群馬県吾妻郡中之条町出身の落語家。落語芸術協会所属。本名は横手 基彦。出囃子は『鉄道唱歌』。
二つ目時代は「落語水心倶楽部」を結成し全国で落語会を開催、現在は四谷界隈を拠点として活動。俗曲などの女性古典芸能人や弾き語りシンガー達を束ねた「大江戸小町会」を組織。 引用:ウィキペディア

大江戸小町会は、三遊亭　左圓馬師匠が立ち上げた、芸人美女軍団です。平安時代の歌人「小野小町」が絶世の美女であったとの『伝説』より、美しい『娘』のことを「小町」と呼びますが、大江戸小町会の女芸人は、東京広しといえど稀にみる美女揃いです。
海外に伝統芸能を知らしめようと、東京オリンピックに向けて、着々と準備を進めています。今回の動画配信サイトもその一環です。笑いは免疫力アップの切り札です。是非とも『大江戸小町会ホームページ』にお立ち寄りください。

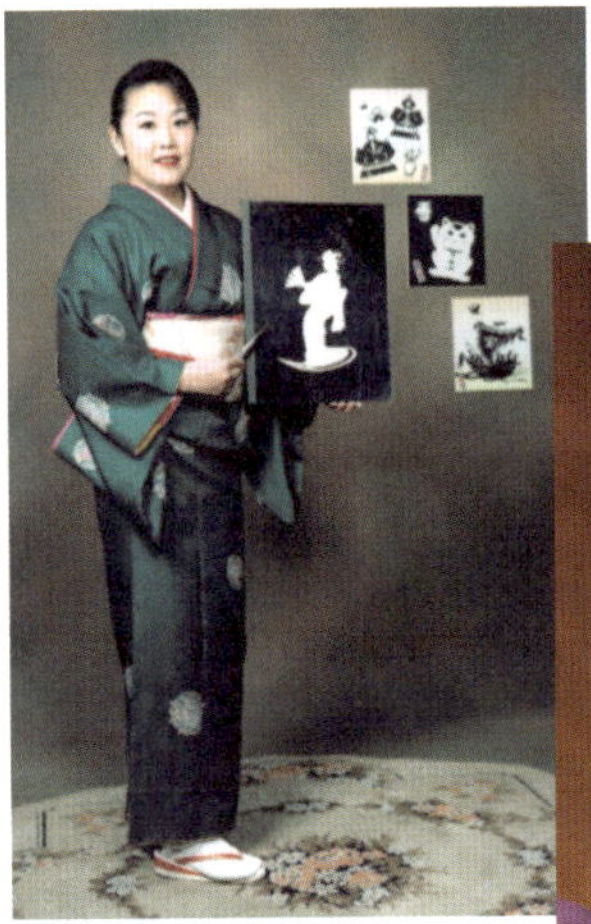

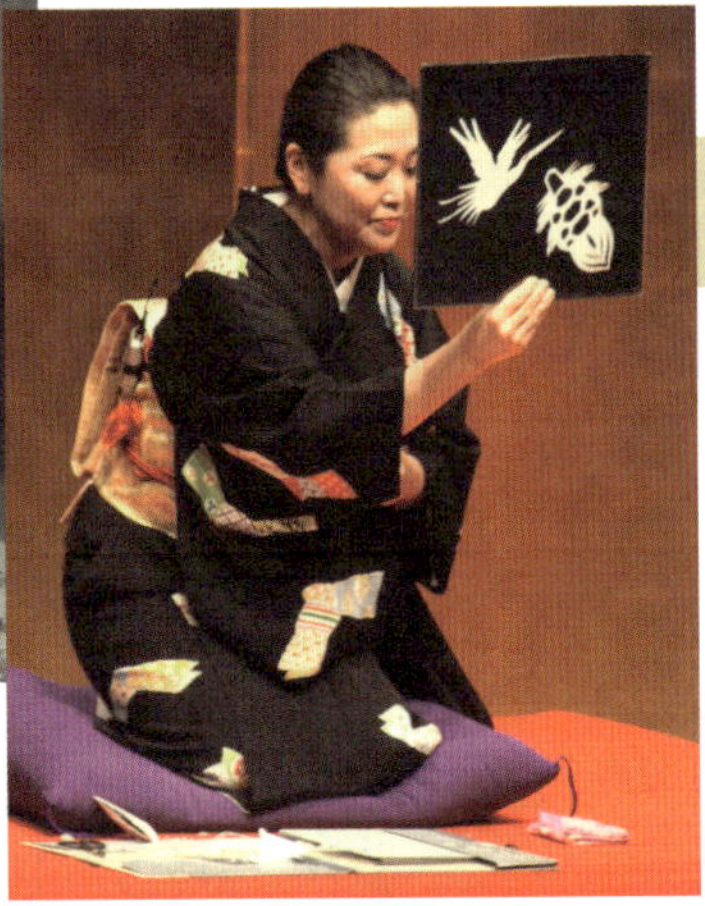

三遊亭　絵馬
（さんゆうてい えま）

曲に合わせて「歌いながら作りあげる紙切り」
歌って踊れる紙切り美人

大江戸小町会
ホームページ

http://www.new-medicine.jp/saenba/

動画
配信中!

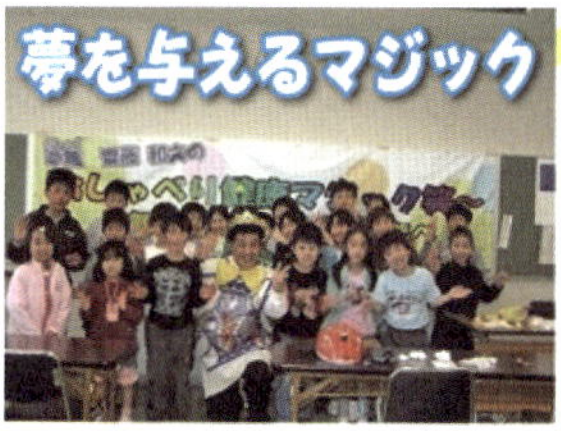

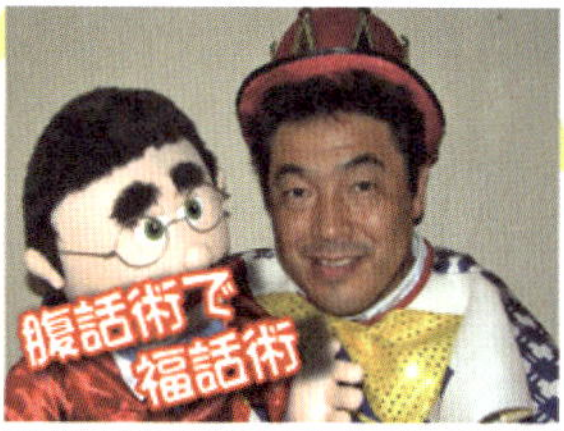

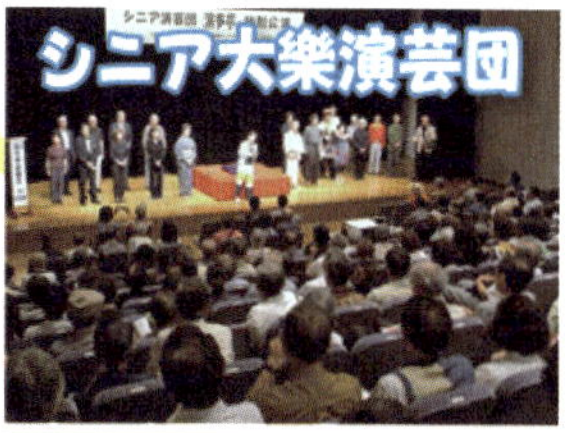

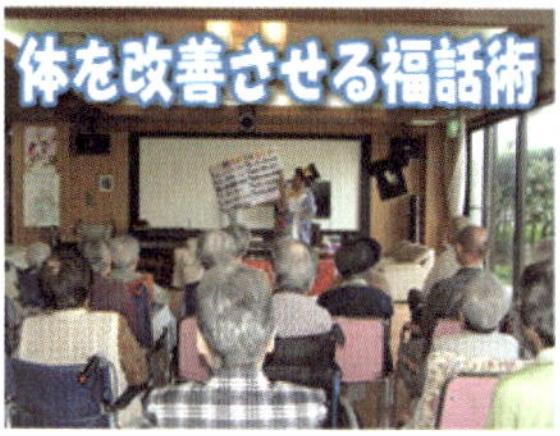

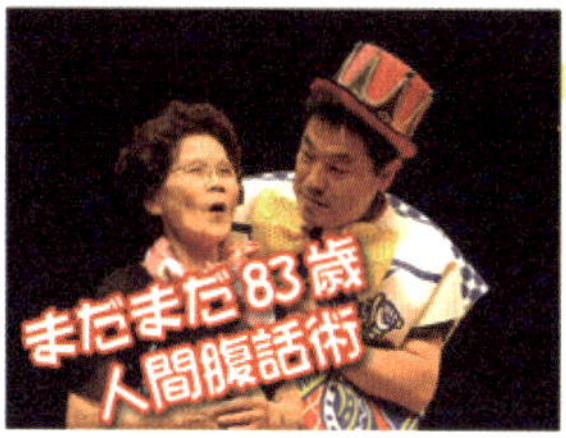

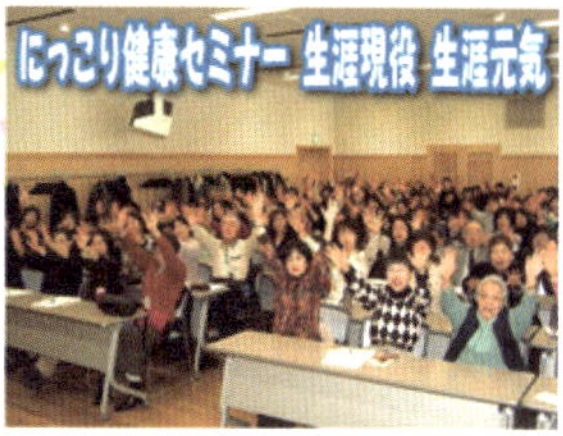

友拡動幸会　夢職人

http://www.new-medicine.jp/tokigane/

動画
配信中！

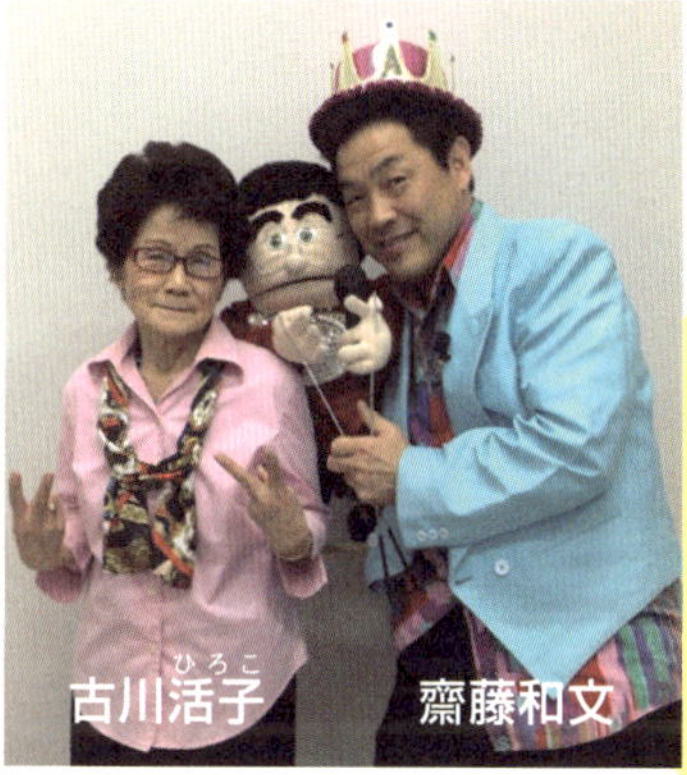

新医学宣言
応援します！

やる気は、
免疫力アップの
基本です。

年中夢求の
福話術マジシャン

齊藤 和文 プロフィール

会社が倒産し全てを失い無職から夢職に転職。

独学で学んだマジック＆福話術を武器に、様々な手段で人脈拡張活動を繰り広げ友拡動幸会（ともかくうごこうかい）の代表に至る。

将来の夢は、孤児院から卒業する子供たちを受け入れられる施設をつくり、無職の道から夢を売れる職への道へ導き社会貢献出来る夢職を育成すること。

小学１年の時に両親が離婚、父親に家事を仕込まれ現在、料理研究家として料理教室も開催中！

かつて私たちは、生きるために大自然の恵みを活かす工夫を重ね、世代を超えてその知恵を伝承してきました。文明が発展し社会が高度化した現代、そうした知恵や自然の恵みは疎かにされ、いつしか命や健康を自分の力で考えることすら出来なくなってきたのではないでしょうか。いま私たちは、自らの責任で医学を見つめ直し、健康で豊かな生活を送るために大切なことを真剣に話し合わなければならないのだと思います。

「新医学宣言」を応援します！

イオス コーポレーションは、創業以来、ジェイソン・ウィンターズ商品の普及を通じて、健康であることの喜びを全国に広げてまいりました。その中で気付かされたことは、大自然が人にもたらす力や、人間が本来持つ生命力の偉大さでした。人が大自然と調和した時、そこには神秘的とも言える恵みが生まれるのです。

私たちは「新医学宣言」を、人や自然が持つ力と医学を調和させる取り組みだと考えます。これは、「自然と命」「心と体」「社会と事業」など、様々な調和を大切にしてきた弊社の理念に繋がっています。「新医学宣言」の活動を「人と医学の調和」を目指す活動と捉え、その主旨に賛同し応援してまいります。

株式会社 **イオス コーポレーション**

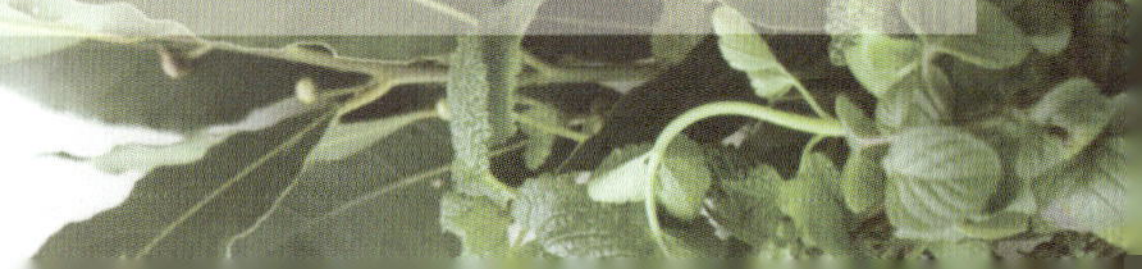

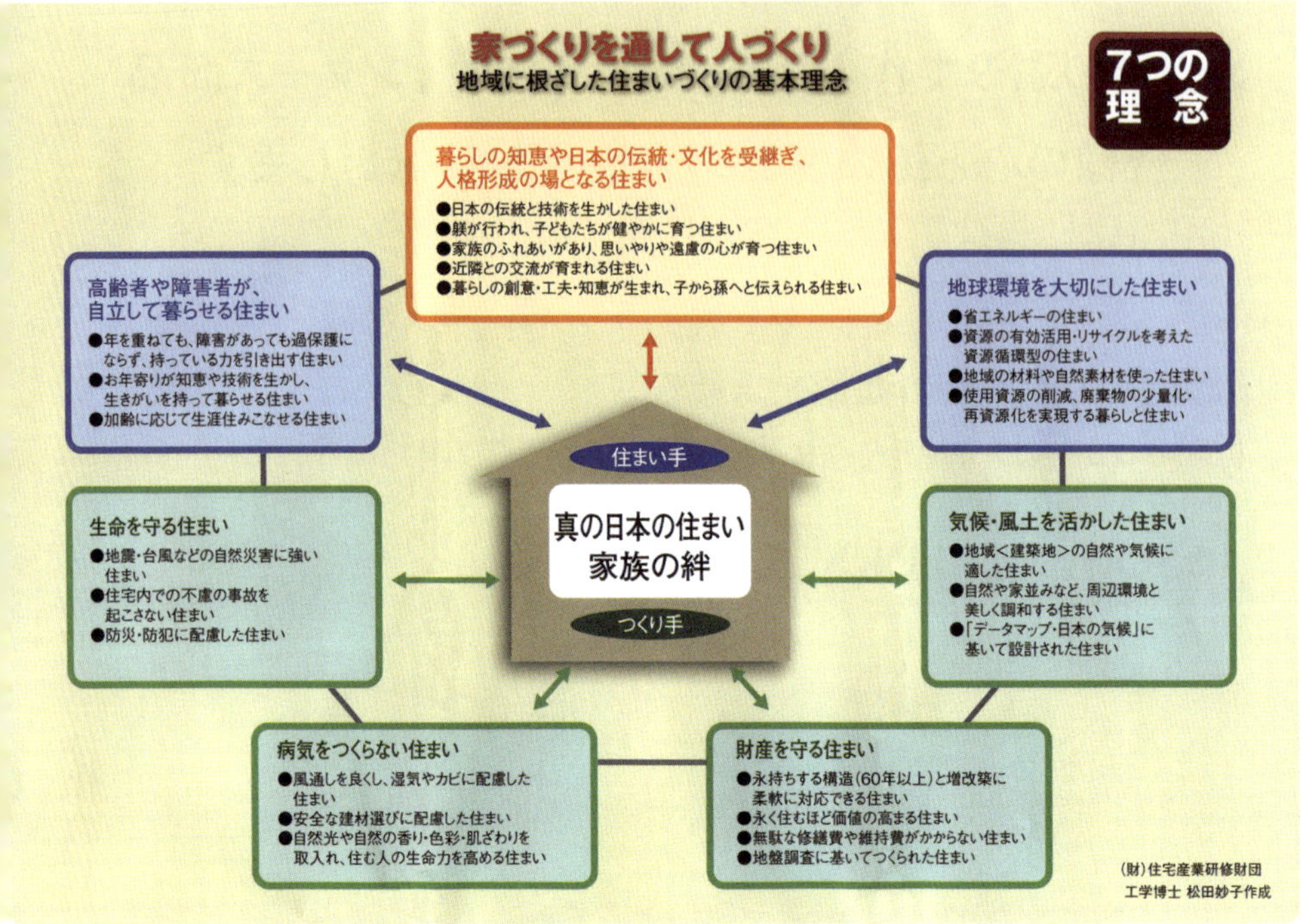
家づくりを通して人づくり
地域に根ざした住まいづくりの基本理念
7つの理念
暮らしの知恵や日本の伝統・文化を受継ぎ、人格形成の場となる住まい
●日本の伝統と技術を生かした住まい
●躾が行われ、子どもたちが健やかに育つ住まい
●家族のふれあいがあり、思いやりや遠慮の心が育つ住まい
●近隣との交流が育まれる住まい
●暮らしの創意・工夫・知恵が生まれ、子から孫へと伝えられる住まい
高齢者や障害者が、自立して暮らせる住まい
●年を重ねても、障害があっても過保護にならず、持っている力を引き出す住まい
●お年寄りが知恵や技術を生かし、生きがいを持って暮らせる住まい
●加齢に応じて生涯住みこなせる住まい
地球環境を大切にした住まい
●省エネルギーの住まい
●資源の有効活用・リサイクルを考えた資源循環型の住まい
●地域の材料や自然素材を使った住まい
●使用資源の削減、廃棄物の少量化・再資源化を実現する暮らしと住まい
住まい手
真の日本の住まい
家族の絆
つくり手
生命を守る住まい
●地震・台風などの自然災害に強い住まい
●住宅内での不慮の事故を起こさない住まい
●防災・防犯に配慮した住まい
気候・風土を活かした住まい
●地域<建築地>の自然や気候に適した住まい
●自然や家並みなど、周辺環境と美しく調和する住まい
●「データマップ・日本の気候」に基いて設計された住まい
病気をつくらない住まい
●風通しを良くし、湿気やカビに配慮した住まい
●安全な建材選びに配慮した住まい
●自然光や自然の香り・色彩・肌ざわりを取入れ、住む人の生命力を高める住まい
財産を守る住まい
●永持ちする構造（60年以上）と増改築に柔軟に対応できる住まい
●永く住むほど価値の高まる住まい
●無駄な修繕費や維持費がかからない住まい
●地盤調査に基いてつくられた住まい
(財)住宅産業研修財団
工学博士 松田妙子作成

【新医学宣言】応援します！

環境・家族・生命の調和

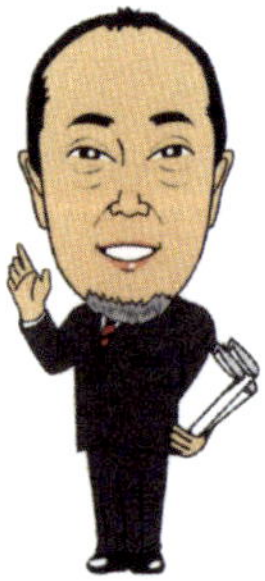

代表取締役

阿部　常夫

介護建築士の会

AB企画開発株式会社 一級建築士事務所

優良工務店【QBC】の会

〒171-0022 東京都豊島区南池袋2-4-1
TEL.03-3971-6712 FAX.03-3971-7724
携帯：090-2627-3310
E-mail：abe@ab-p.co.jp
URL http://www.ab-p.co.jp/

AB.PLANNINQ

財団法人住宅産業研修財団幹事
国家プロジェクト 大工育成塾企画運営委員会
大工育成塾塾生受入工務店
介護建築研究所
おやじの会（人格形成人儲けの会）
大人の古典クラブ
本当を知ろう会

随時、建築のご相談を承っております!! お気軽にご連絡ください。

住まいは、家族のしあわせの容れものです。

住まいのこと、優良 工務店の会と一緒に考 えてみませんか?

1

地域の気候・風土を
取り入れた住まいづくりを
考えてみよう！

優しく暮す 知恵と技

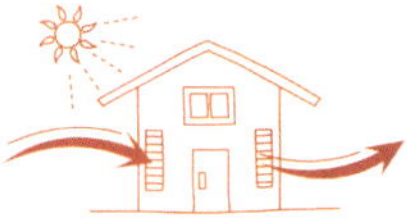

住まいを考えるとき、日本の気候・風土に考慮することが大切です。雨季の湿度や冬季の寒暖差など、地域によって異なる自然環境を上手に取り入れた暮しは、環境にも子どもにも優しく、心を豊かに育みます。日本の伝統的な木造住宅は、随所に自然を取り入れた工夫が施されています。湿度を調整する壁、夏の日差しを遮蔽して冬の日だまりを確保する庇、明りを取り入れる障子などは日本の気候・風土の中から育まれた知恵です。

2

長持ちする住まいを
考えてみよう！

山や樹に学ぶ

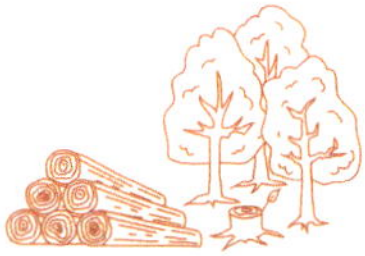

樹木が住宅用の構造材として使えるようになるには、少なくとも 40 年～ 60 年以上の年月が必要です。住まいはこの年月以上に長持ちさせる必要があります。自然素材や自然に近い素材を選び、住まいを長持ちさせることは、住まい手の健康を育むとともに、低炭素社会を実現するためにも大切なことです。住まいを新築される方には、2代、3代と引き継がれるような丈夫で長持ちする住まいを建てていただきたいものです。

3

今住んでいる家を
考えてみよう！

長く住み続ける工夫

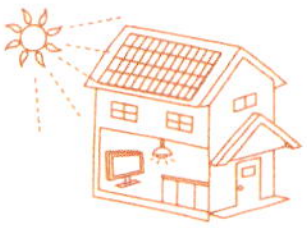

今住んでいる家を適切にメンテナンスして長く使うことは、住宅の資産価値を高めていく上で大切なことです。省エネ化やバリアフリー化もそのひとつです。
電気やガスなど設備の省エネ化や、手すりの取り付けなどのバリアフリー化、躯体を残し他の全てを改修するリフォームやリノベーション、長寿命化リフォームなど、多様な方法があります。

AB HEALTH CARE NETWORK SERVICE

安全・安心・快適な、健康生活を創造する

私たちは、介護の明日を真剣に考えるグループです。

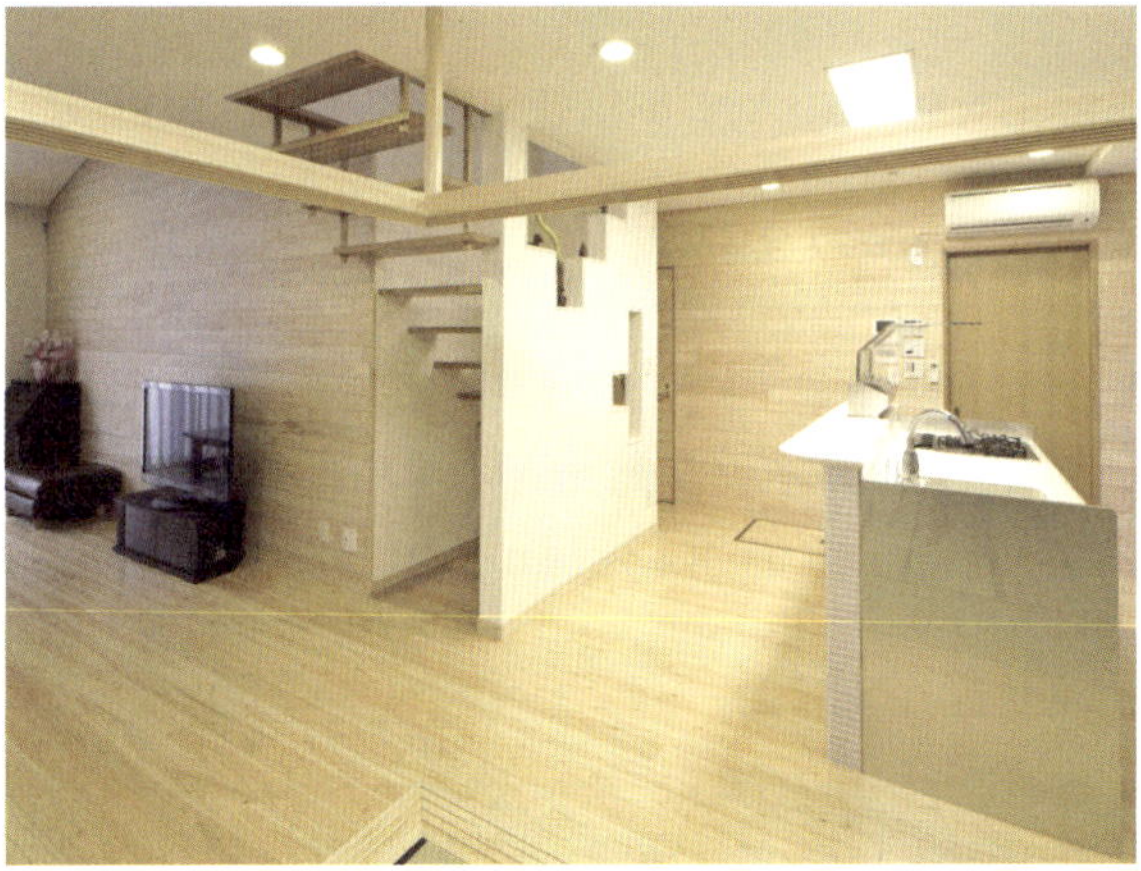

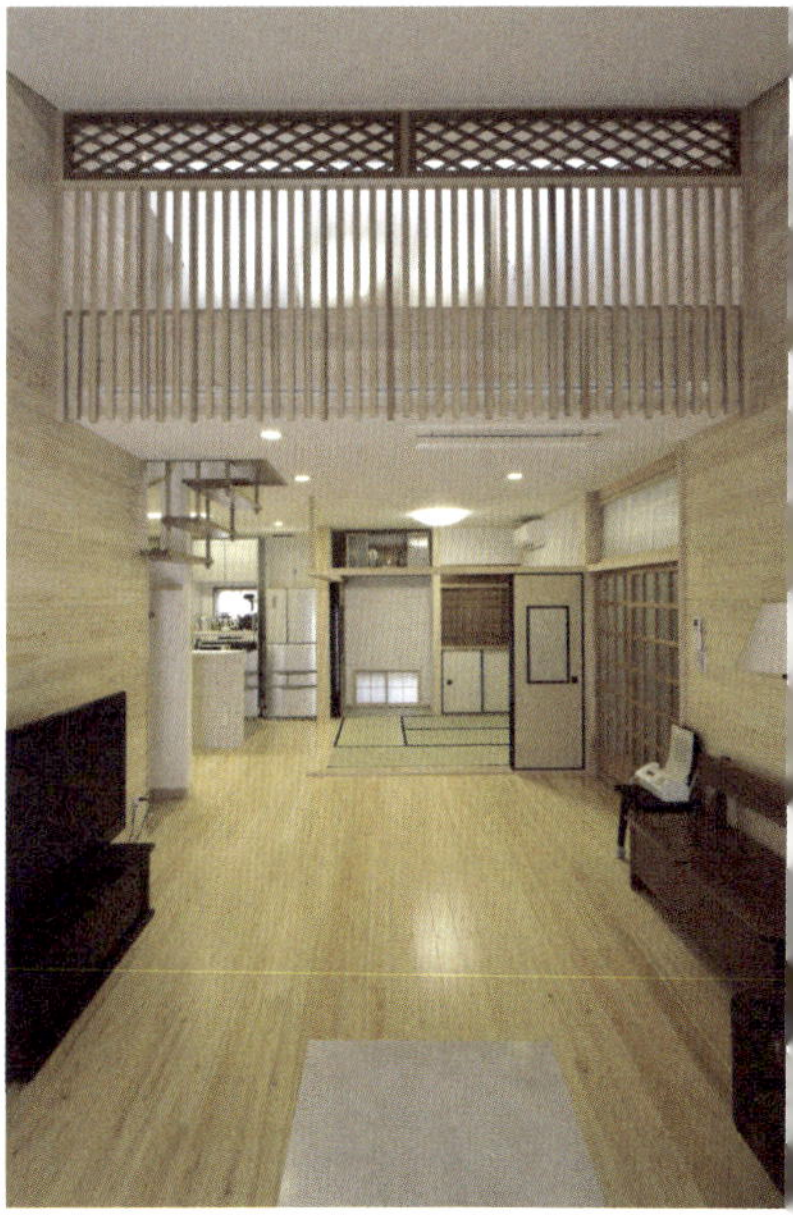

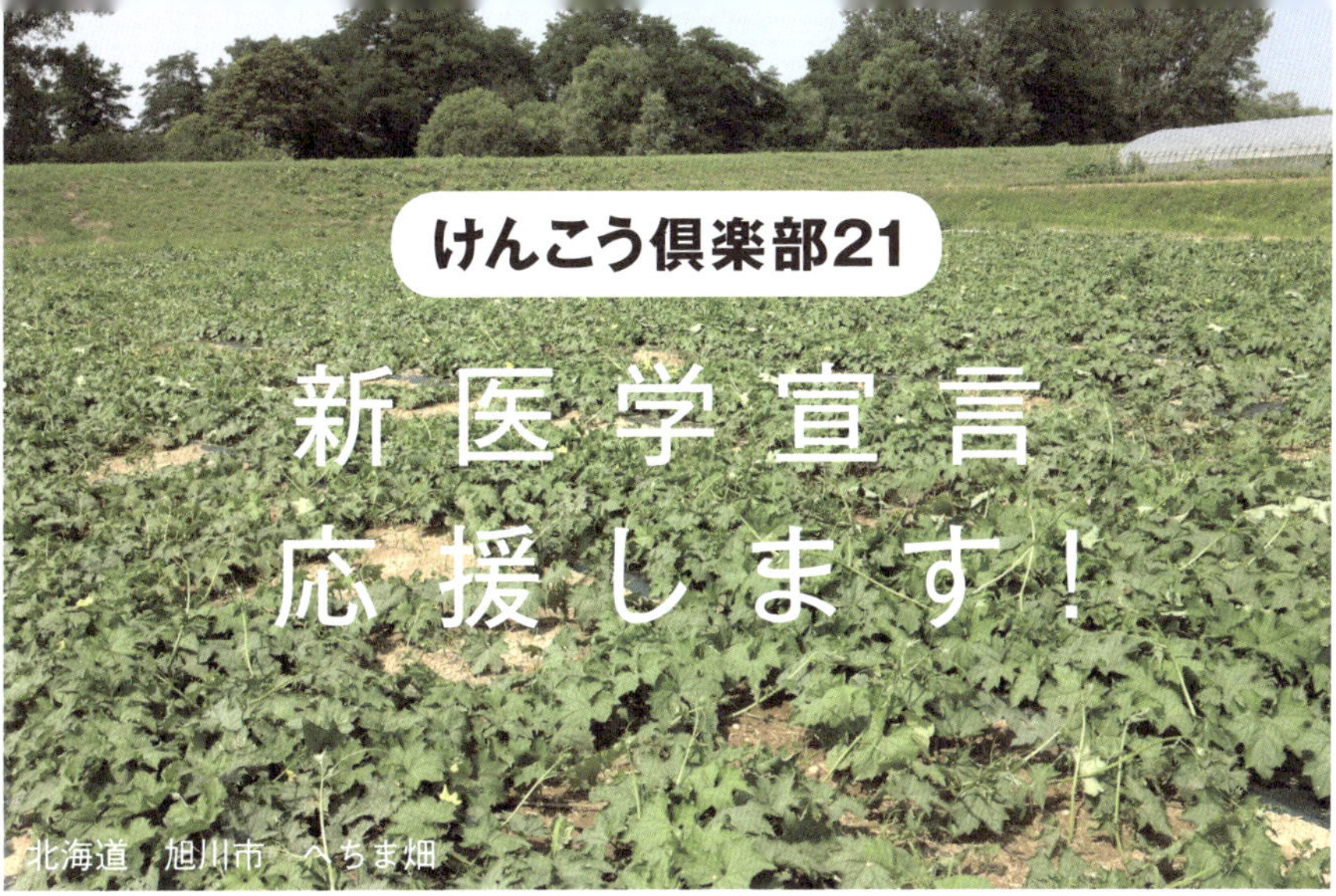
けんこう倶楽部21
新医学宣言
応援します！
北海道　旭川市　へちま畑

食用としては、東京を含めて、全国的にヘチマを食べる習慣は、沖縄と鹿児島以外はないようです。繊維が未発達の若い果実には独特の風味があり、固い皮を剥いて加熱すると甘味のある液が出ます。汁物や煮物などに用いるほか、台湾では小籠包の具としても使用します。

沖縄では味噌味の蒸し煮であるナーベラーンブシーとして食べるほか、シチューやカレーなどの洋風料理にも用いられます。南九州では煮物や焼き物などにし、味噌汁の具になることが多い。

無農薬の畑で、5月に種まき・・・6月に畑に定植して、7月の終わりから8月いっぱいの収穫になります。大きさは、直径で5～6cm位まで、長さは25cm程度で収穫します。それ以上大きくなると、あくが強くて土臭くなります。

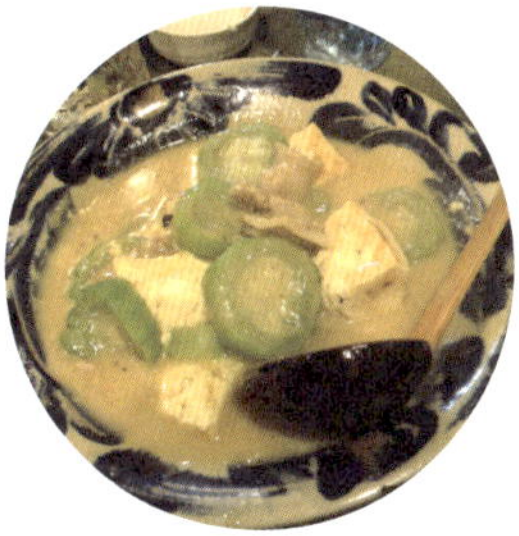
沖縄料理 ナーベラーンブシー

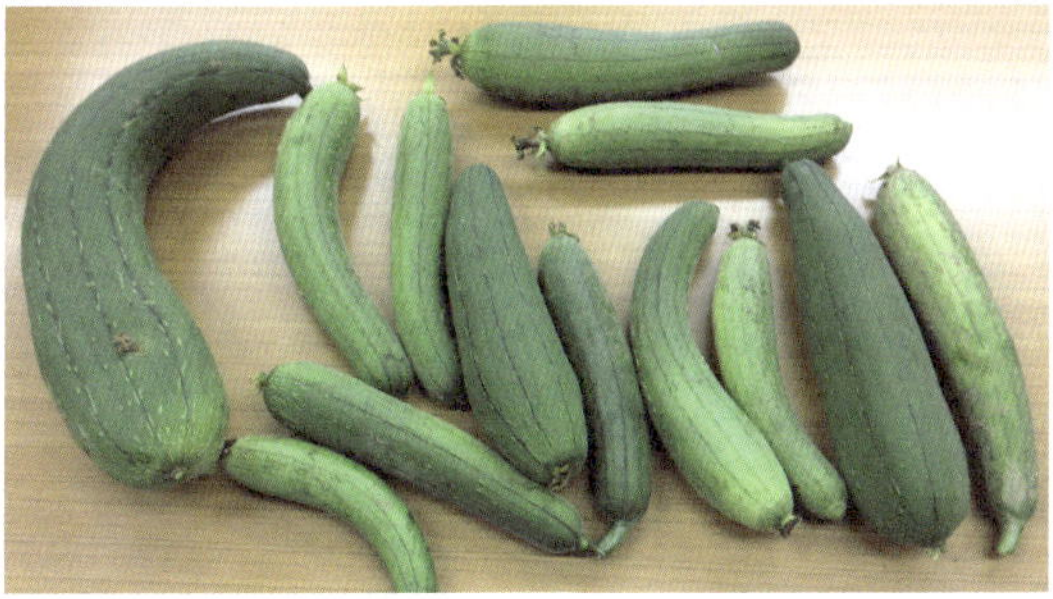
昨年収穫した「へちま」

販売期間
7月の終わりから8月中旬

販売値段
1本当たり25cm（250g）
200円前後で販売

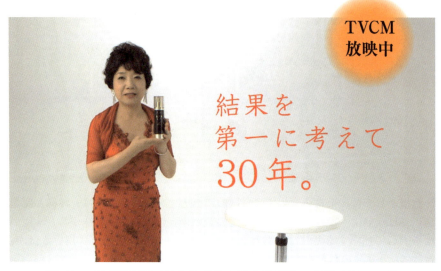

【新医学宣言】応援します!

薬や手術などに依存した対処療法ではなく、自然治癒力を引き出すことによる自然療法や、そもそも病気になる前から実践する予防医学が求められる時代になっています。

ＹＫワールドビジョンは「新医学宣言」と共に、「真の健康」を伝え続けます！

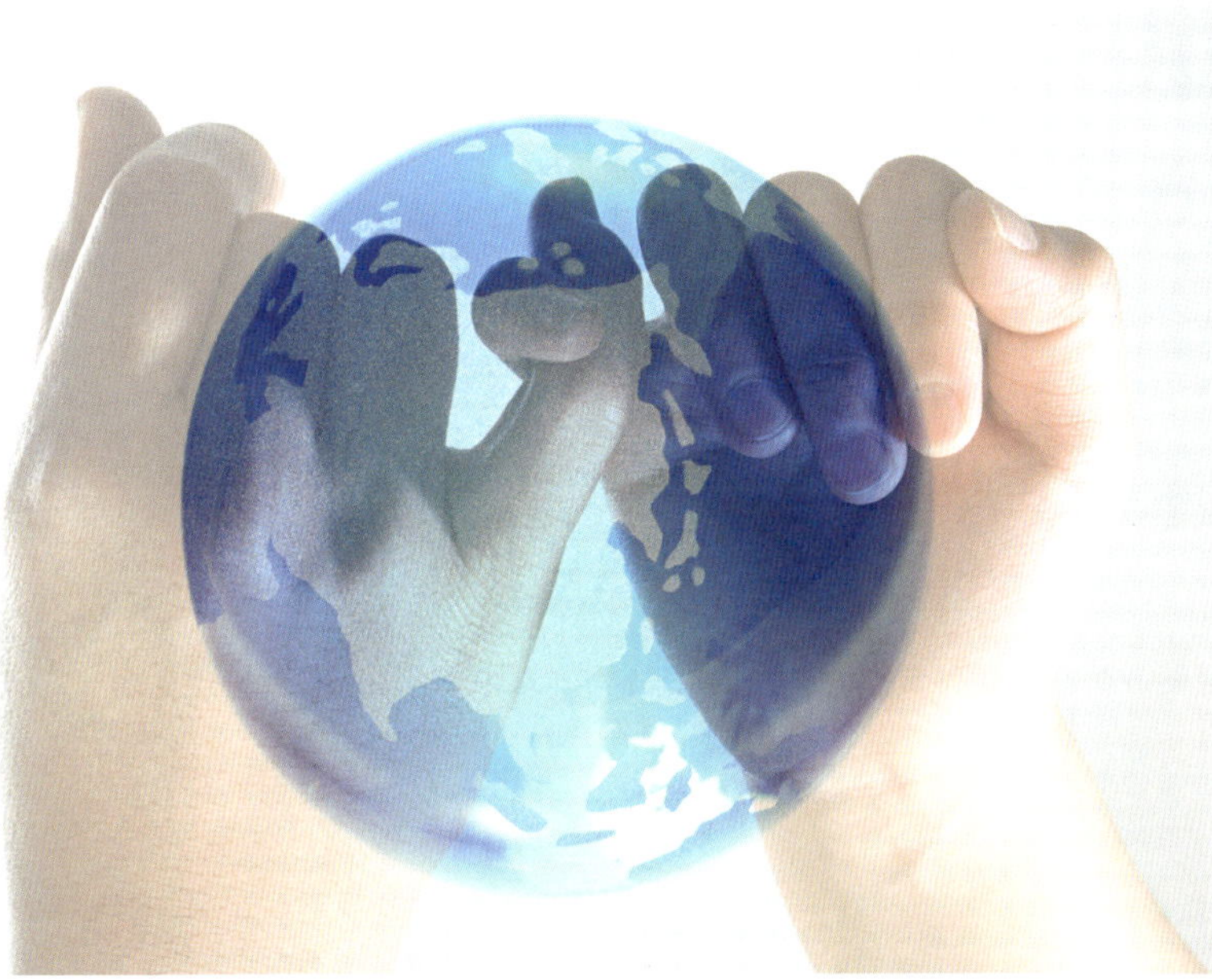

人と人とが共に認め合い、助け合える共生の社会

そんな社会を目指して

真の健康と“心”の大切さを伝え続けます

現代、そして、未来の子供たちのために

酵素のチカラで新しい自分に生まれ変わる

グローリー・インターナショナルが誇る商品ラインナップ

70種類以上の作物を3年半、繰り返し熟成発酵させた植物性乳酸菌発酵飲料

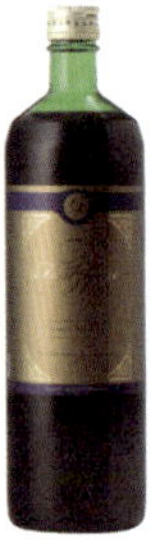

ファストザイム
900ml

酵素はもちろん、ビタミン・ミネラル・アミノ酸・ファイトケミカルが豊富に含まれています。

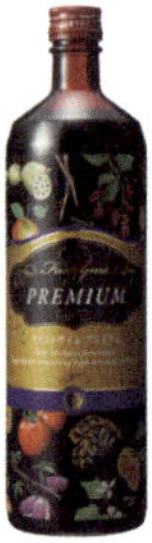

ファストザイム プレミアム 900ml

月間500本限定。従来のファストザイムよりも、ファスティング時の飲用に特化してつくられました。

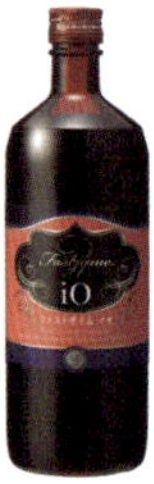

ファストザイム イオ 720ml

ザクロやプエラリア・ミリフィカ、イオン化BG発酵液など美容の味方となる成分も配合した、女性のための一本です。

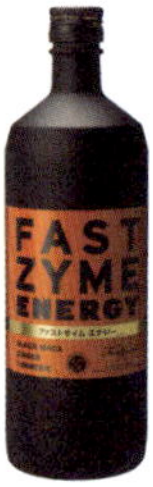

ファストザイム エナジー 720ml

滋養強壮の活力"ブラックマカ"、若さを巡らせる"ジンジャー"、肝臓の働きを助ける"ターメリック"を配合。男性にもおすすめしたい逸品。

スーパーフードを毎日の生活に

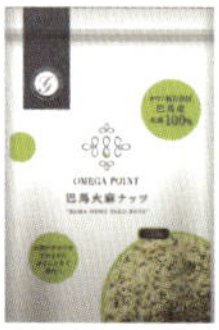

オメガポイント 巴馬火麻ナッツ
150g

"不老神仙の里"と呼ばれる巴馬で食べられてきたワイルドクラフトの火麻(ヘンプ)の実を砕いたナッツ。

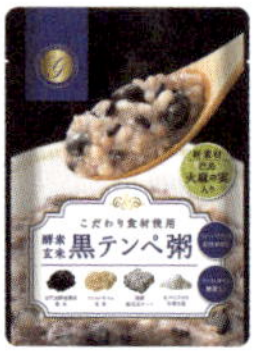

酵素玄米 黒テンペ粥
250g

ファストザイム酵素農法で育てた玄米と黒米を、大豆発酵食品テンペや、巴馬火麻ナッツとともに炊いた消化のよいお粥です。

酵素ファスティングには欠かせないアイテムたち

亜鉛＆ケイ素含有天然水 ミューバナディス
2L／500ml／10L

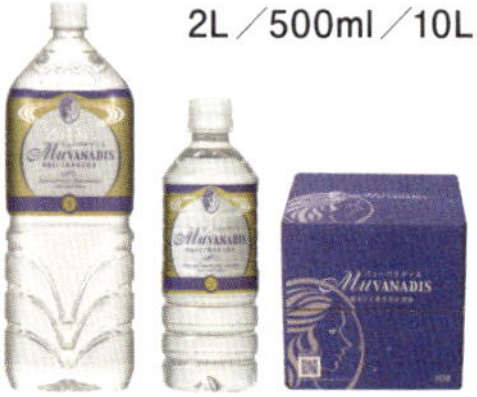

バナジウムや亜鉛、ケイ素をはじめ約34種類のミネラル成分を含む富士山の岩層から湧き出た地下深層水です。

ファストザイム米
5kg／1kg

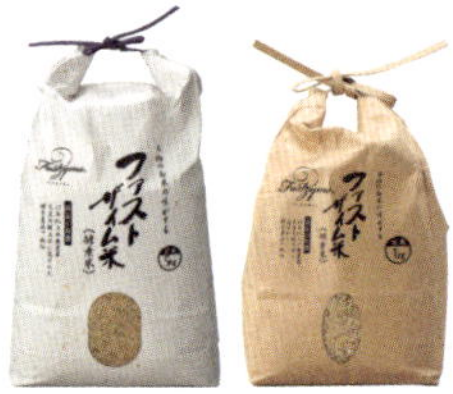

20年以上続く無農薬栽培を行っている土地で、酵素農法によって育まれた、ビタミンやミネラル豊富な玄米。

竹焼き塩
匠　100g／極　100g

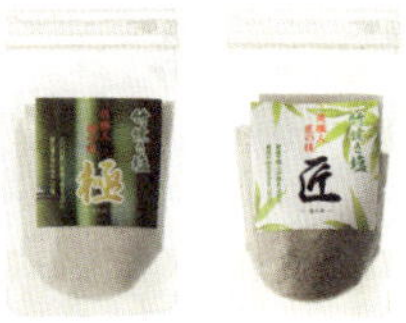

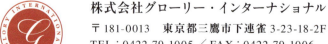

竹に詰めた塩を、職人が炭窯でじっくり丁寧に焼き上げた、酸化還元力のある塩です。

GLORY Int'l

株式会社グローリー・インターナショナル
〒181-0013　東京都三鷹市下連雀 3-23-18-2F
TEL：0422-79-1005 ／ FAX：0422-79-1006
フリーダイヤル 0120-195-878　受付時間：月～金 10:00 ～ 18:00
E-Mail　info@glory-web.com　　http://glory-web.com

新医学宣言を応援します！

一般協賛

■北海道

青山《あおやま》千《ち》智《さと》
長内《おさない》豊治《とよじ》
中濱《なかはま》昭一《しょういち》

■宮城県

菊池《きくち》節子《せつこ》

■茨城県

栗城《くりき》研一《けんいち》
鈴木《すずき》　勝《まさる》

■栃木県

飯田《いいだ》レイ子《こ》

■群馬県

大森《おおもり》裕介《ゆうすけ》
細川《ほそかわ》　諒《りょう》

■埼玉県

武野谷《たけのや》恵子《けいこ》
坂井《さかい》由紀《ゆき》

■千葉県

安川《やすかわ》和恵《かずえ》
松尾《まつお》茂弘《しげひろ》

■東京都

伊藤《いとう》博昭《ひろあき》
宇都木《うつぎ》ゆみ
落合《おちあい》ゆかり
金村《かなむら》　開《かい》
菊永《きくなが》恵妃《けいひ》
草野《くさの》靖代《やすよ》
齋藤《さいとう》則子《のりこ》
真貝《しんかい》英子《えいこ》
伊達《だて》小枝子《さえこ》
鶴田《つるた》勝巳《かつみ》
富山《とみやま》道雄《みちお》
根目沢《ねめざわ》　昇《のぼる》
野口《のぐち》詩延《しのぶ》
藤井《ふじい》美歩《みほ》
穂積《ほずみ》正樹《まさき》
本多《ほんだ》なほみ
山田《やまだ》よし子

■新潟県

五十嵐《いがらし》　徹《とおる》

■富山県

中川《なかがわ》由紀《ゆき》

■石川県

芳村《よしむら》美香《みか》

■山梨県

小尾《おび》栄子《えいこ》

■岐阜県

深尾《ふかお》朱美《あけみ》

■愛知県

今田《いまだ》照久《てるひさ》
加藤《かとう》正樹《まさき》
ジェニィ明紀奈《あきな》
田中《たなか》　佳《よしみ》
森山《もりやま》栄理《えり》
山本《やまもと》孝太郎《こうたろう》
平松《ひらまつ》志津代《しづよ》

■三重県

小口《こぐち》恭子《きょうこ》
鈴木《すずき》保子《やすこ》

■京都府

上田《うえだ》哲生《てつお》

■大阪府

菰田《こもだ》成一《せいいち》
佐藤《さとう》弘志《ひろし》
末広《すえひろ》大喜《だいき》
永井《ながい》　稔《みのる》
中西《なかにし》友紀《ゆき》
中村《なかむら》寿里《じゅり》
松井《まつい》良樹《よしき》
山口《やまぐち》顕寿《けんじゅ》

■兵庫県

阿部《あべ》正子《まさこ》
木南《きみなみ》浩規《ひろき》
才木《さいき》さゆり
大西《おおにし》有樹子《ゆきこ》

■奈良県

北《きた》　隆夫《たかお》

■岡山県

山本《やまもと》修也《しゅうや》

■広島県

剛家《こうげ》利栄子《りえこ》
松本《まつもと》泰紀《やすのり》

■徳島県

小笠《おがさ》順道《じゅんどう》

■愛媛県

吉田《よしだ》智幸《ともゆき》

■高知県

吉村《よしむら》尚子《なおこ》

■福岡県

荒木《あらき》隆司《たかし》
白石《しらいし》大力《だいりき》
波村《はむら》里加《りか》
藤木《ふじき》拓郎《たくろう》

■熊本県

遠山《とおやま》富士子《ふじこ》

■沖縄県

仲西《なかにし》正敏《まさとし》

■海外

（ニュージーランド）

弓削《ゆげ》亮三《りょうぞう》

（ニューヨーク）

酒井《さかい》恵子《けいこ》
後藤《ごとう》篤二《あつじ》

医療系

ひらの整形外科クリニック
院長　平野　薫

〒802-0044
福岡県北九州市小倉北区熊本1丁目4-6
TEL／093-932-1770
E-mail／hiranocchi@h8.dion.ne.jp

プライマリーケアセンター真心（総合医療）にて、食育、足の専門外来、温熱療法、各種ワークショップ、意識療術・気の調整、など。
http://www.hirano-ortho-clinic.com/

医療法人恵邑会　アアルファ歯科
院長　小瀬川弘倫

〒359-0026
埼玉県所沢市牛沼234-2-201
TEL／04-2993-9003
E-mail／crescent417@gmail.com

安心して治療の受けられる、地域のホームドクターを目指しています。
http://health.yahoo.co.jp/hospital/detail/961904/

平和堂薬局
代表　坂本雅敏

〒950-2162
新潟県新潟市西区五十嵐中島5-1-28
TEL & FAX／025-262-1798
E-mail／saka888@rose.ocn.ne.jp

<からだのしくみ> がわかると楽しくなる<病の原因> に氣づくと体は治しやすくなるをモットーに日常生活からの学びを大切にします。
http://heiwa8.sakura.ne.jp/

身体系

ひかり療術院
院長　青山典生

〒649-4125
和歌山県東牟婁郡串本町姫673
TEL & FAX／0735-67-7501
E-mail ／hikarifortune@gmail.com

あらゆる身体と心のお悩み相談～確かなお答えができます！『ひかり療術院』にようこそ。
http://www.hikari-ryoujutuin.com/

ハジメ　カイロプラクティック
院長　内田　一

〒791-8013
愛知県松山市山越4-5-35 河上ビル302
TEL & FAX／089-911-5062
E-mail／shiseikirei@chiro-uchida.com

カイロプラクティックを手段として薬、手術を頼らない身体づくりをし、家族で健康長寿を目指して頂くための健康生活普及活動実施！
http://www.hajimeyo-chiro.com

整体院 E-Relax（旧 名古屋ピュア整体院）
院長　平野栄子

〒440-0853
愛知県豊橋市佐藤4丁目36-14
TEL & FAX ／0532-35-6507
E-mail　／info@nagoya-shizenkeitai.jp

自然治癒力を活性化し、本来の身体の働きを高めることを目指します。全て、手技のみの療法であり、食の指導もさせて頂いております。

医・食・住環の福禄寿健幸法・治療室

〒503-2121
岐阜県不破郡垂井町2383-10
TEL ／0584-23-3299
E-mail ／ kenkobo1@gmail.com

医（自然・統合療法、オステオパシー、他）
食（食養、断食、体毒排泄）
住環（風水キネシオロジー、建築医学、氣）と笑い等で心と體を健幸に！
施術、研修セミナー、輝惶塾、健幸会など開催。

治療院　咲々《さくさく》

〒980-0873
宮城県仙台市
TEL & FAX ／022-265-0588

船瀬先生の活動を応援します！

健康系

ママネット倶楽部
代表　飯島　亨

〒444-0124
愛知県額田郡幸田町深溝上池田41番地
（ぽかっとるーむ　ママハウス　内）
TEL ／0564-56-3400　FAX ／0564-56-3401
E-mail ／ mama-info@fymama.net

こだわり調味料、自然食品、特殊天然鉱石商品の販売。特殊天然鉱石＆びわの葉を使った毒出し。
波動測定器を有効に利用しながら、食生活および生活習慣の見直しのアドバイス。など
http://www.fymama.net/

波動塾
塾長　宮村志保子

〒342-0050
埼玉県吉川市栄町782-1-C-105
TEL & FAX ／048-981-7651
E-mail　／ tuttyan1102@aol.com

波動塾では皆さんの持っているパワーを引き上げる事により、心身ともに健康になり、生かされていることの意味を理解し、最後には感謝の波動をだし、人に及ぼすことを理念とします。
http://www.hadojuku.com/

JAIT日本代替統合療法普及協会
代表者　村野政章

〒171-0014
東京都豊島区池袋2丁目62−1　PISO池袋406
TEL／03-3590-3002
E-mail／mu-ma.earth@live.jp

本来人間の持つ自然治癒力や免疫バランスを整え、霊心体の恒常性と維持増進を図り、自然・社会・人とが調和し、真の健康を取り戻す各種療法の普及啓蒙活動。
http://www.jait-net.com/

株式会社クオリティ・プロ
代表取締役　塚本　亨

〒720-0046
広島市福山市今町4-11-1301
TEL & FAX／084-925-1271
E-mail／info@qualitypro.jp

ガン克服へ向けてのセミナー、勉強会、相談。

ガン(体)のメカニズムから生活、心の持ち方、氣の流し方まで。クライアントさんが自ら治していけるように支え、お手伝いさせて頂いております。

http://www.qualitypro.jp/

株式会社ウィズブレインズ インターナショナル
代表取締役　ファスティングインストラクター　田中園子

〒150-0012
東京都渋谷区広尾3-12-40 広尾ビル602
TEL／090-3728-5818　FAX／03-4330-1130
E-mail／info@wiz-b.com

酵素ファスティングで細胞からキレイに・・・
健康療法の普及活動を通して、きらきら輝く貴女を創ります。デトックス・アンチエイジング・脂肪燃焼・免疫力向上、貴女と一緒に考え、歩んで行きます。

リビングプラス(日本ホメオパシーセンター埼玉東川口)
代表　北村由紀

〒333-0811
埼玉県川口市戸塚3丁目
(プライベートサロン)
TEL & FAX／048-291-8755
E-mail／info@living-plus.main.jp

自然療法ホメオパシー健康相談を承ります。
お薬に頼らない自然派ママの勉強会、セルフケア講座、お手当レッスンも開催中！
ブログ:ホメオパシータイムス
ＨＰ　:リビングプラス東川口　をご覧下さい。

株式会社タンポポ倶楽部
エグゼクティブ プロデューサー　野原歳裕(Nohara Toshiyuki)

〒152-0022
東京都目黒区柿の木坂1-16-1
TEL／03-3717-1117　FAX／03-3717-1147
E-mail／info@tanpopo-club.co.jp

「健康の見える化・骨ドック」を推進して27年。

専門医の臨床で骨の再生が証明された風化貝化石カルシウム。骨粗しょう症・骨折・寝たきり・要介護の予防に。

http://www.tanpopo-club.co.jp

食農系

タド・ジュンコ健康料理スクール
代表　タド・ジュンコ

〒145-0064
東京都大田区上池台3-43-5
YT-1ビル205号
TEL／03-6326-5821　FAX／3-6319-7838
E-mail／info@tado-junko.com

ベジタリアンフードのレッスン、セミナー：生活習慣病対策、ダイエット、能力アップ、食育、ファスティング、田畑体験。
http://tado-junko.com/

手打ちソバ　くりはら
代表　栗原孝司

〒259-1322
神奈川県秦野市渋沢2098
TEL & FAX／0463-88-1070
E-mail／kuri-soba@live.jp

古民家にて十割石臼手挽き蕎麦を提供。元気になるそば屋を目指しています。講演や落語、ライブ、上映会なども開催。
http://www.ac.auone-net.jp/~kurihara/

健幸一番楽らく農園
代表　川﨑眞志男

〒863-0101
熊本県天草市新和町小宮地4809
TEL & FAX／0969-46-3305
E-mail／mashio@rakuraku-nouen.com

残留農薬の気づきから始まったMOA自然農法栽培歴25年の経験より、生命力溢れる熊本県産コシヒカリを完全無農薬・無施肥自然栽培の自然農法家から直送します。
http://rakuraku-nouen.com/

環境系

コスモEMタウン
代表　榊原和久

〒445-0865
愛知県西尾市本町30
TEL／0563-54-1018　FAX／0563-54-1021
E-mail／emtown2002@ybb.ne.jp

放射能を分解するEMをメインとした健康と環境と波動の店です。EMをどんどん使って家庭と日本と地球を蘇生させましょう！
http://emmura.net/

美容系

ウィセリーヌ化粧品代理店　マーベラス
スキンケアカウンセラー　齋藤真弓

〒582-0016
大阪府柏原市安堂町7-23
TEL／090-6914-4950　FAX／072-951-8952
E-mail／marvelous@gemini.zaq.jp

マーヴェリズモ♪そのままのわたしへ
お肌・からだ・こころ／伝わる人には伝わること・・
http://ameblo.jp/iroiro7

一般社団法人　ナチュラルメディスン
院長　大沼四廊

〒468-0002
愛知県名古屋市天白区焼山1-420
フジイビル2F-D
TEL／052-806-2178　FAX／052-806-2179
E-mail／info@nrt.ne.jp

がん・難治症・生活習慣病を克服する会として、30年来数多くの病気を克服して来ました。

病気の原因を改善するため、鎖骨ほぐし健康法など独自の指導を行っています。

http://www.nrt.ne.jp/

NPO法人　統合医学健康増進会

〒171-0022
東京都豊島区南池袋2-4-1-401
TEL／03-3971-6792　FAX／050-3488-4080
E-mail／info@togoigaku.net

【理念】『日本からガンと難病を無くしたい！』
統合医学で健康になる会は、一人でも多くの人に、正しい知識と治療法を伝えることが使命であると考え、行動しています。（会員募集中）
http://togoigaku.net

新日本酵素株式会社
代表取締役　中嶋晃之

〒078-8275
北海道旭川市工業団地5条3丁目5番15号
TEL／0166-36-5880　FAX／0166-36-5881
E-mail／info@sin-nihon-koso.co.jp

【基本理念】
「人にやさしく」「自然にやさしく」「いっさいの添加物を使用しない」そして「お客様とともに」。 私たちは、皆様の健康への願いを応援します。（乳酸菌生成物質ラテリア）
http://sin-nihon-koso.co.jp/

NPO法人　日本予防医学連絡協議会
新医学宣言　事務局

〒212-0027
川崎市幸区新塚越201　ルリエ新川崎701
TEL／044-555-3042　FAX／044-555-3042
http://www.new-medicine.jp/

新医学宣言は、柱となる事業を「ファスティング（断食）」とし、そのビジネスモデルとして『ファスティング ネット』を立ち上げました。
http://www.fasting-net.com/

NPO法人　矢部川流域プロジェクト

〒830-0061
福岡県久留米市津福今町540番3
TEL／0942-40-5966　FAX／0942-35-3001
E-mail／ishinaga@toq.ne.jp

一棟まるごと地元の素材で創る家
　自然治癒力の家®
家造りで、暮らしのなかでスッピンの天然自然の素材を全体的に使うことで、五感を育み、心身に大きく寄与致します。
http://www.yabegawa.info

出版社キラジェンヌ、おススメ書籍

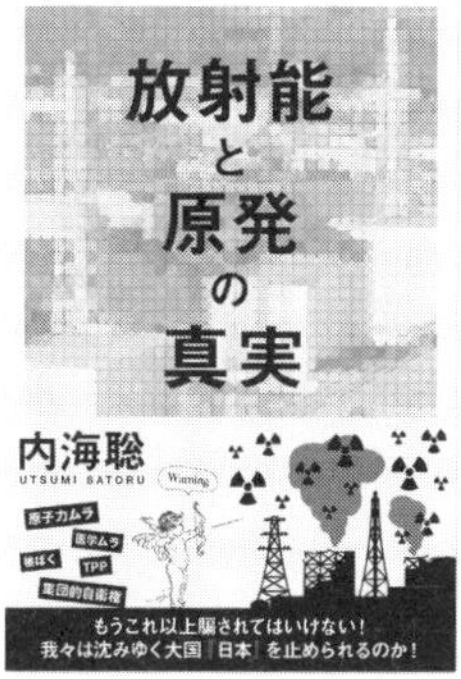

放射能と原発の真実

著者 内海聡

あれから4年。日本人が記憶から風化されつつある原発と放射能の今を、内海聡氏が明らかにする衝撃の最新作! 嘘がうずまく原子力行政に対して、話題の医師が鋭く切り込み、隠ぺいされている放射能の真実に迫ります。

1,400円+税
ISBN : 978-4-906913-30-5

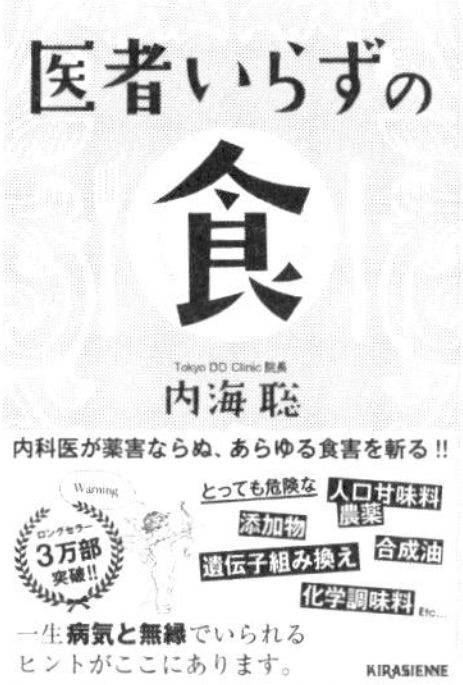

医者いらずの食

著者 内海聡

気鋭の内科医・内海聡氏が、薬害ならぬ、あらゆる食害を斬る! 人工甘味料、農薬、添加物、合成油、遺伝子組み換え、化学調味料……。私たちの周りには危険な食品がいっぱい! 一生病気と無縁でいられるヒントがこの本にあります。

1,400円+税
ISBN : 978-4-906913-19-0

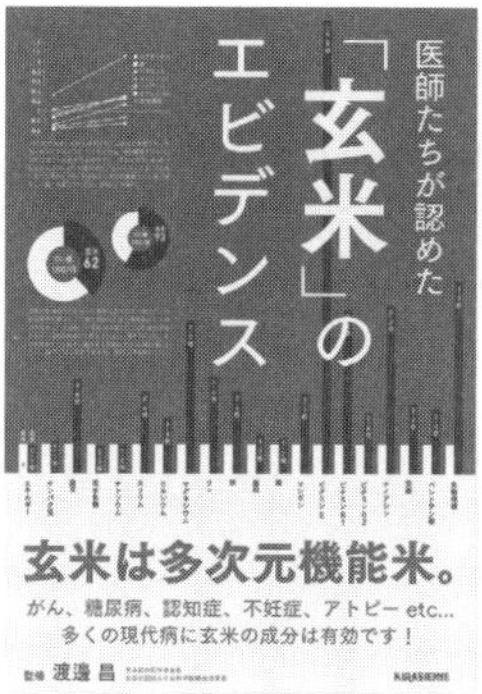

医師たちが認めた『玄米』のエビデンス

総勢11人の医師が、玄米食の効果・効用を医学的根拠（エビデンス）とともに紹介。監修者に日本綜合医学会会長邊昌氏を迎え、あらゆる方面で活躍する医師たちが玄米レポートを発表した資料性の高い一冊に仕上がっています。

1,300円+税
ISBN : 978-4-901613-32-9

いのちのガイドブック　新医学宣言

2015年3月20日　第1刷発行
著者　船瀬俊介

デザイン:後藤祥子
編集:保泉昌弘[KIRASIENNE]
プロデュース:白鳥一彦[オフィス・シラトリ]
企画協力:オフィス・シラトリ

発行人　吉良さおり
発行所　キラジェンヌ株式会社
〒151-0073
東京都渋谷区笹塚3-19-2　青田ビル2F
TEL:03-5371-0041　FAX:03-5371-0051

印刷・製本　日経印刷株式会社

Printed in Japan
ISBN978-4-906913-34-3